薛己外科临证经验

蔚晓慧 —— 编著

化学工业出版社

·北京·

内容简介

薛己，明代医学家，自幼继承家训，精研医术，兼通内、外、妇、儿各科，名著一时。本书从薛己著作的实际出发，内容涵盖薛氏论治外科病症，重视辨证求本，治病本于胃气，补益脾肾滋化源以养正气，发挥了"化源"之说，体现了治未病思想；形成了精确的辨证思路和方法，治疗外科虚损病症多求责于足三阴虚，在突出甘温的内治基础上，又综合多种外治方法，大大提高了诊断准确率和治疗效果。挖掘了其外科临证诊疗思路、方法和用药规律，以期对现代外科临床诊治有所裨益。

本书适合中医师阅读，也可作为中医药专业师生的参考用书。

图书在版编目（CIP）数据

薛己外科临证经验 / 蔚晓慧编著 . —北京：化学工业出版社，2023.9

ISBN 978-7-122-44305-2

Ⅰ．①薛⋯ Ⅱ．①蔚⋯ Ⅲ．①中医外科学-临床医学-经验-中国-现代 Ⅳ．①R26

中国国家版本馆 CIP 数据核字 (2023) 第 193205 号

责任编辑：张　蕾　　　　　　　　加工编辑：赵爱萍
责任校对：刘曦阳　　　　　　　　装帧设计：史利平

出版发行：化学工业出版社
　　　　　（北京市东城区青年湖南街 13 号　邮政编码 100011）
印　　装：三河市双峰印刷装订有限公司
880mm×1230mm　1/32　印张 4¼　字数 107 千字
2025 年 2 月北京第 1 版第 1 次印刷

购书咨询：010-64518888　　　　售后服务：010-64518899
网　　址：http://www.cip.com.cn
凡购买本书，如有缺损质量问题，本社销售中心负责调换。

定　　价：68.00 元　　　　　　　版权所有　违者必究

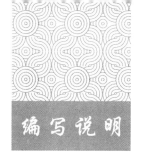

编写说明

薛己是我国明代著名医家，其外科学术思想独到，对后世产生了重要影响，有待于进一步探索和发掘。

目前，对于薛氏外科学术思想的研究，大多是从某一个角度进行的，如从托法、灸法、砭法、温补之法等治疗方法进行研究，或针对外科某一种病症（如杨梅疮等）进行研究；此外，也有从整体上简要论述薛氏在外科学方面的成就、特色与贡献的。但以上研究主要集中于研究薛氏的部分外科著作，如《外科发挥》《外科心法》《外科枢要》，而对于其他几部著作，如《外科经验方》《疠疡机要》《保婴撮要》（卷十一至卷十五）《校注妇人良方》（卷二十四）《女科撮要》（涉及外科疾病部分）《校注外科精要》《校注痈疽神秘验方》等，则少有涉及。可见，已有的研究结果难以全面概括薛氏之外科学术思想和临证经验，也就无法准确借鉴运用并加以发展。因此，为挖掘、整理、总结薛氏外科学术思想，特编写了《薛己外科临证经验》一书。

本书将薛氏所著的五部外科著作及其他相关著作，即《外科发挥》《外科心法》《外科枢要》《外科经验方》《疠疡机要》《校注外科精要》《校注痈疽神秘验方》《保婴撮要》（卷十一至卷十五）《校注妇人良方》（卷二十四）《女科撮要》（涉及外科疾病部分）作为研究对象，运用传统文献学的研究思路和方法，对其进行全面、系统、深入研究，以期形成较完善的学术体系，使薛氏的外科学术思想和丰富的临证经验得以发扬光大，更好地指导中医外科临床实践，提高临床疗效。

本研究以1997年中国中医药出版社出版的，张慧芳、伊广谦校注的《薛氏医案》为底本，参考了2011年中国中医药出版社出版的《薛立斋医学全书》，挖掘了其外科临证诊疗思路、方法和用药规律，以期对现代中医外科临床诊治有所裨益。

在本研究中，山东中医药大学的刘桂荣教授、刘更生教授、郭瑞华教授等给予了悉心指导和无私帮助，在此表示衷心地感谢！同时，也感谢支持本项研究的同仁！

蔚晓慧

2023 年 5 月

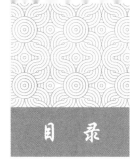

目　录

引　言

　　研究古代医家的学术思想，是中医药学理论继承与发展创新的重要途径之一。明代著名医家——薛己，其外科学术思想独到，临床经验丰富。目前，对于薛氏外科学术思想的研究不够全面，已有的研究结果难以见薛氏之外科学术思想和临床经验的全貌，有待于进一步地探索和发掘。本研究的目的：从总体上把握薛氏外科学术思想与诊疗经验，总结薛氏外科学术思想体系，使薛氏外科学术思想和丰富的临床经验得以发扬光大，丰富和发展中医外科理论和治疗方法，更好地指导中医外科临床实践，提高临床疗效。

　　本书运用传统文献学的研究思路和方法，通过对薛氏的五部外科著作，即《外科发挥》《外科枢要》《外科心法》《外科经验方》《疠疡机要》，和其他五部著作，即《校注外科精要》《校注痈疽神秘验方》《保婴撮要》（卷十一至卷十五）《校注妇人良方》（卷二十四）《女科撮要》（涉及外科疾病部分）的内容进行全面、系统、深入研究，梳理薛氏的外科学术思想和诊治经验，汲取精华，客观阐述薛氏对中医外科学的不朽贡献。

　　研究结果：①薛氏强调运用五脏相关理论进行辨证分析，以求疾病之根本；认为胃为五脏之本源，人身之根蒂，疮疡的发生、溃、敛，皆取决于胃气，疮疡的善恶与胃气密切相关，提出"治疮疡，当先助胃壮气，使根本坚固"。②主张补益脾肾滋其化源，且用药经验丰富。③对每一种疾病，详审本末虚实，甚至疾病的每一个症状也讲究辨证，提高了外科临床疗效；各种辨证方法应用灵活，应用最多的是脏腑辨证、经络辨证、八纲辨证、气血辨证等，善于综合运用以诊断外科疾病。④四诊合参诊断外科疾病，尤重脉诊，在脉诊和望诊方面积累了丰富的经验；重视疾病鉴别诊断和对疾病预后的判断。⑤温补思想主要体现在三个方面：朝夕分补、急症骤补和偏虚纯补；善用温补而不废寒凉。⑥论治外科虚损之证，多求责于足三阴虚，调补足三阴虚以脾为关键；足三阴虚损之证，分气血阴阳之别而施治。⑦重视内治，善用托法，其托法有托散、托脓、去腐、敛疮之用，且自创托里方剂；倡用灸法，临证虚实分灸，或隔物灸，或直接灸；认为疮疡脓成，应及时针刺排脓；在把握用针时机、针刺深浅方面经验丰富；结合内外治多种方法治疗外科疾病，以收全功；提出疮疡治疗当随证用药，临机应变。⑧温补思想影响了张景岳、赵献可、李中梓等。⑨后世外科三大流派中，正宗学派和心得学派受薛氏影响较深。

　　研究结论：薛氏论治外科病症，重视辨证求本，治病本于胃气，补益脾肾滋化源以养正气，发挥了"化源"之说，体现了治未病思想；形成了精确的辨证思路和方法，治疗外科虚损病症多求责于足三阴虚，在突出甘温的内治基础上，又综合多种外治方法，大大提高了诊断准确率和治疗效果。其诊治外科疾病的思想和经验对后世产生了深刻影响，对于今天的外科临床，仍具有非常重要的参考价值。

1

生平及著作

1.1 生平

薛己，字新甫，号立斋，江苏吴郡（今江苏苏州市）人，明代著名医家，约生活于明成化二十三年至嘉靖三十七年（公元1487－1558年）。薛己世医出身，其父薛铠，精于医道，擅长儿科、外科，曾任太医院御医。薛己幼承家学，天性颖异，过目成诵，学宗《黄帝内经》《难经》，以岐黄世业，旁通诸家，初为疡医，早年即以外科闻名，后通晓各科，名著一时。薛氏医术精湛，号称国手，历任太医院医士、吏目、御医、院判、院使。由于在太医院工作多年，得以阅览群书，网罗各家而精通各科医技，中年告归之后，即肆力于著述及评注名家著作。其学术思想以脾胃命门肾为主，药尚甘温，为温补学派的代表人物。

正德三年（1508年），薛氏22岁，守父孝满后待补为太医院院士，外差居庸关，医术精良。于正德六年（1511年），薛氏25岁，回京擢升任太医院吏目。正德九年（1514年），薛氏28岁，擢升御医。正德十四年（1519年），薛氏33岁，升调南京太医院任正六品院判。嘉靖九年（1530年），薛氏44岁，因"以著述为志，而仕宦之足以妨之也"，遂以奉政大夫南京太医院院使正五品致仕归里，肆力著述。

薛氏离职之后，以"扶困起废"为己任，以"庶光济人"为目的，全身心地投入到医疗及著述工作中。他常出诊于嘉兴、四明、苏州一带[1]，不辞劳苦，对病家有求必应、悉心治疗，每获良效，因而在江浙一带享有盛名。在坚持临床活动的同时，薛氏博览群书，深究细研，常常"蓬头执卷，绅绎寻思"，孜孜不倦地广收资料，并及时加以总结，撰成各种专著。他服膺李杲，在学诸家之所长的基础上，结合自己的临床实践，形成了自己的学术思想，从而引领了以其为先导的明清温补学派，对明清医学发展起了积极推动作用。

1.2　著作

薛氏勤奋好学，博览群书，学术造诣精深，为明清温补学派的先导。其重视临床实践，善于总结治验，从事临床 50 多年，手不释卷，笔不停挥，治学严谨，微词要旨，靡不究竟，不仅以临证疗效卓著称世，且勤于著述，为后人留下了许多有实用价值的医学文献。薛氏一生著书甚丰，传世之作多达二十余种，涉及内、外、妇、儿、针灸、口齿、正骨、本草等诸多方面，大体可以分为两类，即薛氏的自著、经薛氏校注增补及校刊的著作。

1.2.1　本人著作

薛己本人所撰写的著作约有 9 部。薛氏幼承家学，即以外科为主，初行医时也是以外科见长，曾有疡医之称。他非常重视外科临床及理论研究，注重外科经验的总结，所记述医案也以外科为多，所著更是丰富，有《外科发挥》《外科心法》《外科枢要》《外科经验方》《疡疡机要》等，占其存世著作的较大比例。内科学方面，有《内科摘要》，此为中医学第一部以内科命名的著作。另外，还有《口齿类要》《正体类要》《女科撮要》。

1.2.2　校注增补及校刊著作

经薛氏校注增补及校刊的著作，大致有其父薛铠的《保婴撮要》、陈自明的《妇人大全良方》及《外科精要》、钱乙的《小儿药证直诀》、陈文中的《小儿痘疹方论》、王纶的《明医杂著》、倪维德的《原机启微》、滑寿的《十四经发挥》、杜本的《敖氏伤寒金镜录》、陶华的《痈疽神秘验方》、徐用诚的《本草发挥》等十余部。

　　薛氏的大量医著，不仅为我们研究他的学术思想和丰富的临床经验提供了资料，且为保存与传播我国古典医著和普及中医知识做出了巨大贡献。如《疠疡机要》《口齿类要》等书，都是现存最早的专科医书；而《小儿痘疹方论》《敖氏伤寒金镜录》《原机启微》《痈疽神秘验方》等书，亦赖薛氏刊行，才能保存至今[2]。

1.2.3　研究范围界定

　　本书主要研究薛氏的外科学术思想和诊治经验与特色。

　　中医学历史悠久，医事制度上分科变动较多，外科专著中的治疗范围也不完全相同，因此外科的范围也没有十分明确的界定。据《周礼·天官》所载，设有食医、疾医、疡医、兽医的制度，其中疡医掌肿疡、溃疡、金疡、折疡，具体包括痈、疽、疖、疮疡诸毒，刀斧剑矢等利器所伤，击扑闪挫，跌打损伤。此后历代均有发展，至明清时期，医事分科更细，《明史·职官志》分十三科，骨伤、耳鼻咽喉、眼科等疾病均设立专科分治[3]，这一时期外科以疮疡、皮肤和肛肠疾病为主体。由于学术的不断发展，医事分工也越来越细，现在临床上跌打损伤、骨折、脱臼等归伤科处理；眼病、耳鼻咽喉、口腔已各有专科。薛氏所治疗的外科疾病，以疮疡、皮肤、肛肠和内痈等为主体。本书研究范围依据薛己的划分范围而定，其他如骨伤科、口腔科等疾病不在本书研究范围之内，故薛己的《正体类要》《口齿类要》这两本医著不属于本书所研究的对象。

　　薛氏久在禁中，所览甚广，以己意而订古方，以医案而验治效，在学术上以温补见长，在临床上则以外科著称[4]，造诣极深。其著作详细记述了疮疡病的病因、病机、分期、治则、治法、方药及善恶转归，尊古而不泥古，不少地方发前人所未发，理论与经验并举，自成一家。薛氏对外科病症的认识和治疗颇具特色，对后世有很大的影响，至今仍具有重要的参考价值。本书在对薛氏所著的《外科发挥》《外科枢要》《外科心法》《外科经验方》《疬疡机要》五部外科著作进行研读的基础上，对其外科学术思想进行总结梳理，对外科临床诊治经验进行深入研究。除此之外，薛氏的外科诊治经验还散见于其他五部著作，即《校注外科精要》《校注痈疽神秘验方》《保婴撮要》（卷十一至卷十五）《校注妇人良方》（卷二十四）《女科撮要》（涉及外科疾病部分），为了全面把握薛氏的外科学术思想与诊疗经验，这部分内容也纳入本书所研究的范围。力求比较客观、全面地反映薛氏的外科学术思想和诊疗经验。

另外，本研究所涉及 10 部著作中的内容，以 1997 年中国中医药出版社出版的张慧芳、伊广谦校注的《薛氏医案》为底本，为便于阅览，本书所引用医案的出处，采取明引的方式，在正文中直接标引，标引形式为"（《书名·卷名·篇名》）"；除医案外，对于所引用的 10 种著作中的其他原文出处，以脚注形式注明，标注形式为"《书名·卷名·篇名》"。其余参考内容以参考文献形式附于正文之后。

1.2.4　著作介绍

研究所涉及的著作简要介绍如下。

《外科发挥》，八卷，成书并刊于 1528 年。书中论述了包括肿疡、溃疡、发背、脑疽、时毒、疔疮、臀痈、肠痈、瘰疬等 31 种外科主要病症，每病均先列脉证、治则，再列医案，详记患者性别、年龄、患病时间、症状、病情分析、诊断、治疗方药及治疗过程等，全书附方约 200 首。所载之方药，皆医案中所用者，其范围甚广，有内服之汤、丸、散、丹，亦有外治之膏、饼、箍药等剂型。对论中所云之隔蒜灸法、桑木灸法、隔附子饼灸法、隔豆豉饼灸法、隔香附饼灸法等，也有较详细的记载。从本书可以看出薛氏临床诊断注重望诊和切诊，辨证准确；以内治为主，长于温补，附方除 10 余首为外用方外，其余均为内治方。全书叙述简明，层次清晰，有论有方，是一部非常实用的临床外科专著。

《外科心法》，七卷，成书并约刊于 1528 年，是以外科医论和医案为主的著作。卷一、卷二集录各家外科诊治大法；卷三至卷六多为作者治疗各种外科病证的医案、外科针法、灸法之总论等；卷七收录以前各卷所用的方剂并附经验方，共 130 余首。书中集诸家医论达 32 条之多，其中"论脉证名状二十六种所主病证""论诊候肺疽肺痿法""辨疮疽善恶法""追蚀疮疽肿法""止痛法""用药增损法""疗疮肿权变通类法""论时毒""辨疮肿深浅法""辨脓法""托里法""论痈疽""论疗疮肿""论背疽其源有五"14 条，选自元代太医齐德之的《外科精义》。"汗之则疮已""凡治病必察其下""舍时从证"3 条，选自元代医家罗天益的《卫生宝鉴》。"脉相类二十四首""怪脉一首""妊娠服禁""十八反""用药法象一首""十二经脉"6 条，选自明初医家刘纯的《医经小学》。"治疮大要三法""论疮疡攻补法""论疮疡灸法""疮分三因""论阴滞于阳则生痈阳滞于阴则生疽""明疮疡之本末"6 条，选自元末明初医家徐用诚撰，明初医家刘纯续增的《玉机微义》一书。"马益卿先生痈疽论"，选自宋代陈自明的《外科精要》。"时毒治验"，选自李杲先生的弟子罗天益辑录而成的《东垣试效方》。"论肠痈"，选自宋代陈无择的《三因极一病证方论》。书中薛己本人并不以论为主，属薛己论者，仅"疮疡用药总论""脓溃论""针法总论""灸法总论"等数条，而主要是以病案明其见解。书中载病案数百例、病证 50 余种。一般常见外科诸证（包括妇人、小儿），悉以括之，故本书实可称为一部外科医案。所载病案，条分缕析，辨证准确，方药允当。外治内服、针灸等法，运用精熟。通观全篇，以善用补益为显著特点。书中"针法""灸法"二论，可谓集前人之大成，又有其独到之见。书名"心法"，确系薛氏临床心得妙法。

《外科枢要》，四卷，刊行较晚，初刊于 1571 年，前 3 卷以医论、病症为主，共载文 60 条。卷一为疮疡总论，主要阐述疮疡的脉证、治法、方药及针法，共 21 论；卷二、卷三以病症为纲，论述了 40 余种常见全身各部疮疡病症，并附验案。卷四记载治疗疮疡各证所用方剂 150 余首。本书理论与临床相结合，内容丰富，是薛氏外科学术理论和观点的集中体现。该书先明疡科诊断、疮疡二十六脉的主病及疮疡预后善恶；继之总述疮疡的病因，疮疡本末虚实，用针、用药宜禁等。疮疡之作，皆由膏粱厚味、饮酒过多、房劳过度、七情郁火、阴虚阳凑、精虚气节、命门火衰、不能生土、荣卫虚弱、外邪所袭、气血受伤而为患，故当审其经络受证，明辨虚实、本末、标本缓急以治之。疡科临床必须在调补阴阳气血的基础上，正确运用疏通、托里、和荣卫三法。重视整体治疗，强调脓熟必须及时针刺排脓，若脓熟而不针，则"腐溃益深，疮口难敛"，为害深矣；用针之法，或先补后针，或先针后补，如此针药合用，内外兼治，以收全功。进而详论脑疽、耳疮、瘰疬、时毒、疰腮、发背、乳痈、乳岩、结核、疔疮、肺痈、肠痈、腹痛、流注、鹤膝风、赤白游风、疥疮、附骨疽、翻花疮、臀痈、囊痈、痔疮、脱肛、臁疮、脚发、脱疽等 40 余种疮疡痈瘤之病证治疗，并附验案。从头至足，从外至内，人体各部位疮疡证尽悉括之，是薛氏治疗疮疡之全面总结，可称为疡科全书。其论病、条理分明、辨证精详、方药合宜，且能发挥前人之所未发。所附各症治验，既据辨证而清、消、补等诸法皆用，又以补益为多。

《外科经验方》，一卷，约刊于 1528 年，为外科方书，记述了包括肿疡、溃疡、疔疮、乳痈、瘰疬、囊痈、下疳、痔疮、便痈、悬痈、臁疮、汤火疮、破伤风、小儿丹毒共 14 种，外科病证的常用验方 70 余首，其内容与《外科发挥》《外科心法》两书互有参差。

《疠疡机要》，三卷，约刊于 1529 年，是我国现存最早的关于麻风病的专著。疠疡，即麻风病，早在《黄帝内经》中已有论述。薛氏遵《黄帝内经》之旨，汇集先哲治疗疠疡之精华，结合自己多年的治疗经验，对麻风病论述得极为详尽，其治法也非常全面。本书上卷首论疠疡的病因、病机、病位、治则，其次分别对疠疡之本证、兼证（14 种）、变证（21 种）、类证（13 种）之临床表现、辨证分型与治法、方药等予以全面阐述和辨析，末附本证治验和类症治验病案共 50 余例，从中可以看出，薛氏在诊断和治疗疠疡方面，具有非常丰富的经验和独到见解。中卷为续治诸证，皆为薛氏临床治验，共载典型病案 70 余例。下卷为各证所用方药，共列 110 余首，薛氏所选方药大多是内服之汤、丸、丹、散等剂型，还有一部分为外用之膏剂；除此之外，还选用砭刺之法等。薛氏对治疗方药分别作了介绍，论述病候条目比较清晰。书中所载医案，甚为精当，内治外治之法悉备，所载方药如大枫子膏等受到后世医家的广泛重视，对麻风病的论治有一定的参考价值。

《校注外科精要》，是薛氏对《外科精要》校注、增补而成。《外科精要》是外科学术史上的重要著作，宋代陈自明所撰，全书分上、中、下三卷，共 55 论。该书阐述了痈疽的病因、病机、诊治和预后等，尤其是对痈疽证治另辟蹊径：痈疽辨证根据经络虚实，施治采取内外结合，外用针灸泄毒气，内服药物因证异，对痈疽不拘于热毒内攻而专用寒凉克伐之剂。该书是最早以"外科"命名的专著[5]，问世后，朱震亨为之作《外科精要发挥》，熊宗立又著《外科精要附遗》，薛氏于 1547 年对此书进行校注，并附载病案。薛氏按语对原书内容或加以注释，或补充说明，在进一步阐发其义理的同时，更充实和提高了原书的基本内容和学术水平，对后世学者也大有裨益。

《校注痈疽神秘验方》，是薛氏校注的又一部外科著作。《痈疽神秘验方》为痈疽验方专书，一卷，明代陶华撰，约成书于 1445年。本书简要概述痈疽临床表现，后附治疗痈疽及各种兼证内服和外用方共 70 余首，多属秘方或经验有效之方。后薛己将本书收入《薛氏医案》中，并附按语发明之。

《保婴撮要》，二十卷，约刊于 1555 年，是薛铠、薛己父子共同完成的一部儿科专著。前十卷正文由薛铠原作，主要论述初生儿护养法、儿科疾病的诊断方法、五脏主病及小儿内科杂病证治等，薛己补充医案数百例；后十卷由薛己本人所作。薛己擅长外科，在论治小儿外科病证方面积累了丰富的经验，本书卷十一至卷十五记载小儿外科病证，如肿疡、溃疡、瘰疬、疮疥、疔疮、天疱疮、发斑、黄水粘疮、喉痹、腮痈、肠痈、痔疮、五瘤等，多达 60 余种，附治验病案 500 余例。卷十六为小儿伤科专论。卷十七至卷二十，论痘疹诸证。该书对于幼科诸疾不仅介绍了较为丰富的治疗方法，并且收载了大量的儿科医案，均系薛己所补，与其论理相得益彰，其治疗特点多以温补为主。薛氏父子深受宋代钱乙和陈文中的影响，故书中引两家之文较多。该书论病条目清晰，辨证详尽，施治得当，全书共列病证 200 余种，载方 780 余首，堪称一部儿科全书，是一部学术价值较高、理论与实践相结合的重要著作。对于小儿外科疾病的治疗，薛己提出"母子一体，治其母，儿自愈""婴儿有疾，兼调其母"的见解，通过调治其母，达到治疗小儿疾病的目的；即使其母无疾，小儿自愈，亦可给乳母服药，因药入母乳，则与小儿服药同效。本书卷十一至卷十五，是小儿外科疾病部分，为薛己本人所撰，故属于本书的研究范围。

《校注妇人良方》，刊行于 1547 年，是薛氏对陈自明所著的《妇人大全良方》的校注重订。《妇人大全良方》成书于 1237 年，原书 24 卷，共分调经、众疾、求嗣、胎教、妊娠、坐月、产难、产后 8 门，每门下列数十病证，共约 260 余论，论后有附方及医案。其书内容广博，理论精详，条目清晰，内容繁而不杂，简而有要，基本反映了宋以前妇产科方面的主要成就。陈氏在许多问题上的观点和认识，均对后世有着重要影响和启发。到明代，本书已有佚篇，薛氏于嘉靖年间校对补注，再版刊行，改名为《校注妇人良方》。薛氏对陈氏原著做了大量的补充修订和较多删减，书中所加按语着重发挥薛氏自己的学术主张，并增入大量薛氏本人的医案。原书附有医案 48 例，薛氏增至 530 余例[6]。编次方面增设候胎、疮疡两门，由原书 8 门增至 10 门，又将原书第 24 卷补遗方并入各卷，另将补入的疮疡门作为第 24 卷。薛氏在每门都附入医案，并加按语，使《校注妇人良方》成为流传很广的版本。本书卷二十四疮疡门是有关妇人外科疾病部分，所有内容为薛氏所补入，在本书的研究范围内。

薛氏将他在《校注妇人良方》中的论述重加整理，编成《女科撮要》，于 1548 年刊行。《女科撮要》两卷，30 论，收验案 180 余例，许多为《校注妇人良方》所未录者[6]。卷上论经、带诸疾及妇人乳痈乳岩、阴疮等杂病，15 种；卷下论胎产诸疾，亦为 15 种。每一病症一般先论病源，引经据典，较为详细地阐述其病因、病机、临床表现、证候分型、治疗原则，以及一些选方用药等，诸病后各附验案，均为临床治疗行之有效的典型医案，可谓"述其病原，详其脉候，着其方，验有所得"。各症所选用诸方于每一卷末列出，共约 110 余首。突出体现了薛氏重视脾肾、善用温补的特点。本书中流注、瘰疬、乳痈乳岩、血风疮、臁疮、阴疮 6 种为妇人外科疾病，属于本书所研究的范围。

2

外科学术思想

　　明代是我国外科学发展的一个重要时期，外科理论水平明显提高，不再仅仅是描述外科病症和记载方药，而是在疾病的认识水平、辨证治疗方法等多方面都取得了重要成就。薛氏以其独到的外科学术观点和娴熟的诊治经验成为外科学的优秀代表，并对中医外科学的发展也起到了非常积极的影响和促进作用。

　　薛氏治学极为刻苦，精研不倦，上自《黄帝内经》《伤寒杂病论》，下至金元四大家的名著，靡不涉猎，其勤求古训，博采众长。在外科疾病诊治方面，以经典为本，非常重视《黄帝内经》《难经》《伤寒杂病论》《金匮要略》等中医经典著作，汲取其中的精华，将这些经典作为临床诊治疾病的基础。薛氏外科学术思想上承《黄帝内经》《难经》、仲景之说，中承王叔和、孙思邈、王焘、钱乙、陈自明、陈无择、马益卿之说，下承齐德之、刘完素、李杲、朱震亨、王好古、罗天益、徐用诚、刘纯等关于外科疾病的学术思想和经验。其所撰外科著作中，所提及前人书目包括《黄帝内经》《难经》《尔雅》《伤寒杂病论》《金匮要略》《中藏经》《脉经》《雷公炮炙论》《备急千金要方》《外台秘要》《太平圣惠方》《养生必用》《妇人大全良方》《圣济总录》《外科精要》《三因极一病证方论》《素问玄机原病式》《东垣试效方》《医垒元戎》《此事难知》《卫生宝鉴》《外科精义》《医经小学》《玉机微义》《医林集要》等数十种，甚至还包括已经亡佚的《病机机要》《外科精要发挥》中有关外科疮疡病的一些真知灼见。薛氏外科学术思想受《黄帝内经》、张仲景、钱乙、陈自明、齐德之、刘完素、张元素、李杲、朱震亨等的影响最大。

薛氏精于张元素的脏腑辨证理论，同时吸纳了李杲的脾胃内伤学说，以及朱震亨关于外科疮疡的学术观点，在外科疾病诊治中，重视治病求本，强调运用五脏相关理论进行辨证分析，以求疾病之根本；治病本于胃气，认为胃为五脏之本源，人身之根蒂，提出治疮疡，"当助胃壮气，使根本坚固"，重视脾胃不亚于李杲；发挥了"化源"之说，重视补益脾肾滋其化源；将辨证论治理论成功地落实到外科每一个病症上，甚至疾病的每一个症状也讲究辨证，发展了外科危证的治疗，提高了外科临床疗效；善于结合经络辨证、脏腑辨证、八纲辨证、气血辨证等多种方法诊断外科疾病；外科疾病治疗以温补脾肾阳气为主，建立了以温养补虚为特色的系列方法；善用温补，慎于寒凉而不废寒凉；论治外科虚损之证，多求责于足三阴虚，调补足三阴虚以脾为关键。

2.1　治病求本

中医理论体系中很早就形成了治病的基本思想和原则——治病求本。"治病必求于本"源于《素问·阴阳应象大论》，此后受到历代医家的广泛重视。薛氏在临床上也十分重视"治病求本"这一指导思想，他认为，"不知外科者，无以通经络之原委"，不精《黄帝内经》者，则无以究阴阳之变合。内外虽不同科，但其道理是一样的，故其视病"不问大小，必以治本为第一义"。也正因如此，方有"无急效，无近期，纡徐从容，不劳而病自愈"❶ 的卓效。

薛氏治病求本的思想主要反映在两个方面，一方面薛氏强调运用五脏相关理论进行辨证分析的方法，以求疾病之根本；另一方面，薛氏提出"治病必求其本，本于四时五脏之根也"[7]。薛氏的治病求本思想和理论突出反映在其所说的"本于四时五脏之

---

❶《疡疡机要·序》。

根"的观点，以及对这个"根"的把握上。

2.1.1 辨证求本

治病求本就是要探明疾病的本质所在，进而治愈疾病。中医学认为五脏是人体的根本，人体是以五脏为中心的五大功能系统相互配合、相互联系构成的统一有机整体。同时，人生活于自然界中，必然与外界环境密切相连。"人与天地相应"是中医学始终坚持的基本思想。人体五脏正常功能活动一方面靠系统本身来维持，同时又受到自然环境的影响。外界环境通过诸多因素作用于人体，其中四时气候对人体生理病理影响最大。《素问·四气调神大论》说："夫四时阴阳者，万物之根本也，所以圣人春夏养阳，秋冬养阴，以从其根，故与万物沉浮于生长之门。"[8] 《素问·宝命全形论》也说："人以天地之气生，四时之法成。"[9] "人能应四时者，天地为之父母。"[10] 为了探讨自然与人体的相互关系，《黄帝内经》以五脏作为人体适应四时变化规律的主体，即四时五脏，称作"脏气法时"。这种思想一直影响着中医学。人体是一个有机的整体，其生理、病理变化与自然界气候变化息息相关，薛氏以此来说明其对人体五脏系统整体观的认识，重在强调对人体发病本质的把握，通过整体综合调节人体功能来治疗疾病。

薛氏强调运用五脏相关理论进行辨证分析的方法，以求疾病之根本。如其所言："凡医者不理脾胃及养血安神，治标不治本，是不明正理也。"[11] 强调辨证求本、审因论治的重要性。他还引徐用诚先生云："凡心脏得病，必先调其肝肾二脏，肾者心之鬼，肝气通则心气和，肝气滞则心气乏。此心病先求于肝，清其源也。五脏受病，必传其所胜，水能胜火，则肾之受邪，必传于心，故先治其肾逐其邪也。故有退肾邪、益肝气两方。或诊其脉，肝肾两脏俱和，而心自主疾，然后察其心家虚实治之。"[12] 此则说明五脏互相影响，任何一脏的病变，除与本身有关，还存在着他脏对本脏的生克制化等影响，再加上邪正交争，更应详加辨析，方不致误治。以治疗心病为例，指出肝的疏泄功能对心气通达旺盛的重要性，同时，肾受邪气亦容易影响及心，故而应"先治其肾逐其邪"，说明治病从五脏相关着眼的重要性，也说明辨证要"求疾病产生的本原"。只有弄清疾病的本原，才能有针对性的治疗方法，取得最佳的治疗效果。正如《四库全书总目提要》所说："已治病，务求本原"。

例如：儒者杨泽之，缺盆间结一核。余谓：此肝火血燥而筋挛，法当滋肾水，生肝血。彼反用行气化痰，外敷南星、商陆，益大如碗。余用补中益气汤、六味地黄丸以滋肾水，间用芦荟丸以清肝火，年余，元气复而消。（《外科枢要·卷二·论瘰疬》）

又如：陆子温两耳下肿硬，用伐肝软坚之剂益甚。其脉左关弦紧，左尺洪数。此肾水亏损而筋挛也，当生肺金，滋肾水，则肝得血而筋自舒矣。彼不悟，仍服前药，竟致不起。（《外科枢要·卷二·论瘰疬》）

此二者均为瘰疬之患，薛氏认为瘰疬之病，属三焦、肝胆二经怒火风热血燥；或肝肾二经精血亏损，虚火内动所致。肝主筋，肝受病，则筋累累然如贯珠。又肝属木，肾属水，肝为肾之子，肾为肝之母，肝血亏虚，当滋补其母，亦即"滋水涵木"法；又脾为后天之本，气血生化之源，故此病宜用补中益气汤以补脾肺、滋化源，六味地黄丸以滋肾水、培肝木、生肝血，若因肝火血燥所致者，则用芦荟丸以清肝火。另外，薛氏还指出，此病"使不从本而治，妄用伐肝之剂，则误矣。盖伐肝则脾土先伤，脾伤则损五脏之源矣。可不慎哉！"❶ 此充分体现了薛氏重视整体、辨证求本的思想，其不愧为善于求本治本者。

2.1.2　治病本于胃气

薛氏对治病求本的理解，是从重视人体正气的角度出发的。外感邪气、饥饱不调、劳倦过度等损伤脾胃，是导致元气不足而

---

❶《外科枢要·卷二·论瘰疬》。

引起各种疾病的发病环节，认为疾病产生的关键是脾胃虚损，故而特别阐发脾胃的重要性，提出"胃乃生发之源，为人身之本"❶"胃为五脏之根本，人身之根蒂，胃气一虚，五脏失所，百病生焉"❷"脾胃一虚，四脏俱无生气"[13]"胃为五脏之根本，胃气一虚，诸症悉至"❸胃气不足是发病的关键，因此，治疗之法当以胃气为本，调理脾胃就是治本之法。故薛氏曰："治病必求其本，本于四时五脏之根也"。[7] 这是薛氏治疗疾病的出发点和根本所在。所谓"先助胃壮气为主，使根本坚固"❹，这一思想贯穿于薛氏外科各种疾病的治疗中。

2.1.2.1 人以胃气为本

《素问·玉机真脏论篇》提出"五脏者皆禀气于胃，胃者五脏之本也"[14]。《素问·平人气象论篇》提出"人无胃气曰逆，逆者死"[15]。《脾胃论》强调脾胃内伤，百病由生。薛氏在继承前人学术思想的基础上，加以继承发挥，他说："《内经》千言万语，只在人有胃气则生，又曰四时皆以胃气为本。"[16] 他又进一步说明："人以脾胃为本，纳五谷，化精液。其清者入荣，浊者入胃，阴阳得此，是谓之橐籥，故阳则发于四肢，阴则行于五脏。土旺于四时，善载乎万物，人得土以养百骸，身失土以枯四肢。"[17] 并说："脾胃为之表里，藉饮食以滋养百脉者也。"❺"人之一身，以脾胃为主。脾胃气实，则肺得其所养，肺气既盛，水自生焉；水升则火降，水火既济，而成天地交泰之令矣。脾胃一虚，四脏俱无生气。"[18] 盖脾胃为人体后天之本，水谷之消磨运化全赖于此，精微气血之化生全在于此，五脏六腑之营养全依赖脾胃之气的强盛，所谓中央土以灌四傍，也即"胃为五脏之

---

❶《外科枢要·卷一·论疮疡用生肌之药》。

❷《女科撮要·卷下·产后咳嗽》。

❸《外科枢要·卷三·论足跟疮》。

❹《外科枢要·卷一·论疮疡去腐肉》。

❺《校注妇人良方·卷六·妇人血风攻脾不食方论第七》。

本""胃乃生发之源，为人身之本"。人体生理功能的正常运行、机体的健康，均赖脾胃为之主持。以人体之正气而言，虽根于先天之肾命，然不断充养全在脾胃，而正气之盛衰对于人体抗御外邪，祛除疾病，维护健康是至关重要的。以此言之，治病之根本在于恢复正气，补养脾胃就成为治病之根本，即"人以胃气为本"。

2.1.2.2　疮疡的发生、溃、敛，皆取决于胃气

薛氏非常推崇李杲，对其脾胃学说有深刻的理解并有进一步的发挥，认为诊治外科疾病同样要重视脾胃，要将顾护胃气作为治疗的首要任务。薛氏撰写的各种外科著作中，收载了许多医案，其善用四君子汤、六君子汤、补中益气汤、十全大补汤等加减化裁以温补脾胃，均体现了"以胃气为本"的学术思想及其独到的学术观点。尤其是他将疮疡病分为三期，即初期、成脓期、溃后期，对各期的诊治，反复强调要顾护胃气，始终将胃气放在首位。认为胃气的强弱与疮疡病的发生、发展、病理过程及转归预后等均有密切的关系，提出"疮疡之作，由胃气不调；疮疡之溃，由胃气腐化；疮疡之敛，由胃气荣养。"❶ 由此可见疮疡的发生、溃、敛，皆取决于胃气。

例如：银台郑敬斋，腿患痛，疮口不敛。余考绩到京，请治者皆用十宣散之类，云旬日收敛，至今未应，何也？余诊其脉浮大，按之微细，此因脾气虚弱，遂用补中益气加茯苓、半夏，壮其脾胃，不数日而疮敛矣。（《外科枢要·卷一·论疮疡用生肌之药》）

此患者腿痛疮口不敛，用十宣之类不应，薛氏根据脉象表现诊断为脾气虚弱，脾主肌肉，脾虚则气血不能周流于全身，疮口失养，久不愈合，遂补益脾胃，疮敛而愈。

又如：昆庠王子大，背患疽，年余疮口少许不敛，色黯陷下，面色萎黄，形气怯弱，脉浮缓而涩。此脾肺气虚也，用十全

---

❶《外科枢要·卷一·论疮疡用生肌之药》。

大补汤，加附子少许，数剂而元气渐复；却去附子，又三十余剂全愈，而领乡荐。(《外科枢要·卷一·论疮疡用生肌之药》)

此患者患背疽，年余而疮口不敛，色黯陷下，面色萎黄，薛氏认为此脾肺气虚所致，遂治以十全大补汤补益气血，加附子托卫阳敛疮口，元气渐复而愈。

以上两则医案均体现了"疮疡之敛，由胃气荣养"，即疮敛取决于胃气的观点。

再如：吴庠史邦直之内，仲夏患背疽，死肉不溃，发热痛甚，作呕少食，口干饮汤，脉洪大，按之如无。此内真寒而外假热，当舍时从症。先用六君加炮姜、肉桂，四剂饮食顿进，诸症顿退；复用十全大补汤仍加姜、桂之类，五十余剂而死肉溃；又五十余剂而新肉生。(《外科枢要·卷一·论疮疡去腐肉》)

此患者背疽死肉不溃，虽在仲夏时节，但证属真寒假热，故薛氏认为当舍时从症，治以六君子汤、十全大补汤之类壮其脾胃，疮溃新肉生而愈，体现了"疮疡之溃，由胃气腐化"，即疮溃取决于胃气的观点；同时也体现了其根据病情需要，必要时用药须舍时从症的观点。

薛氏经过实践经验得出结论：痈疽因积毒在脏腑，宜先助胃壮气以固其本，胃气强壮，则"气血凝结者自散，脓瘀已成者自溃，肌肉欲死者自生，肌肉已死者自腐，死肉已溃者自敛"[1]。因此，在治疗上主张祛邪的同时，尤其要重视顾护胃气，指出"治疮疡，当助胃壮气，使根本坚固"[2]，可见扶助正气的重要性。

2.1.2.3 疮疡的善恶与胃气密切相关

薛氏对疮疡病善恶之变的论述，体现了"有胃气则生，无胃气则死"的观点。其在论述疮疡有五善七恶之分时说："夫善者：动息自宁，饮食知味，便利调匀，脓溃肿消，水鲜不臭，神彩精

---

[1] 《外科枢要·卷三·论疮疡随症加减用药》。
[2] 《外科枢要·卷一·论疮疡用生肌之药》。

明，语声清朗，体气和平是也。此属腑症，病微邪浅，更能慎起居，节饮食，勿药自愈。恶者：乃五脏亏损之症，多因元气虚弱，或因脓水出多，气血亏损；或因汗下失宜，荣卫消铄；或因寒凉克伐，气血不足；或因峻厉之剂，胃气受伤，以致真气虚而邪气实，外似有余而内实不足，法当纯补胃气，多有可生。"❶由此可知，薛氏所说的五善即有胃气的表现，七恶即胃气大亏，或无胃气的表现。

对于疮疡七恶之证，薛氏提出"不可因其恶，遂弃而不治"。对于每一证的临床诊断、治疗方药等，都有非常详细的论述，如其所言："若大渴发热，或泄泻淋闭者，邪火内淫，一恶也，竹叶黄芪汤。气血俱虚，八珍汤加黄芪、麦门、五味、山茱萸；如不应，佐以加减八味丸煎服。脓血既泄，肿毒尤甚，脓色败臭者，胃气虚而火盛，二恶也，人参黄芪汤；如不应，用十全大补汤加麦门、五味。目视不正，黑睛紧小，白睛青赤，瞳子上视者，肝肾阴虚而目系急，三恶也，六味丸料加炒山栀、麦门、五味；如不应，用八珍汤加炒山栀、麦门、五味。喘粗气短，恍惚嗜卧者，脾肺虚火，四恶也，六君加大枣、生姜；如不应，用补中益气汤加麦门、五味。心火刑克肺金，人参平肺散。阴火伤肺，六味丸加五味子煎服。肩背不便，四肢沉重者，脾胃亏损，五恶也，补中益气汤加山茱萸、山药、五味；如不应，用十全大补汤加山茱萸、山药、五味。不能下食，服药而呕，食不知味者，胃气虚弱，六恶也，六君子汤加木香、砂仁；如不应，急加附子。声嘶色败，唇鼻青赤，面目四肢浮肿者，脾肺俱虚，七恶也，补中益气汤加大枣、生姜；如不应，用六君子汤加炮姜；更不应，急加附子，或用十全大补汤加附子、炮姜。腹痛泄泻，咳逆昏愦者，阳气虚，寒气内淫之恶症，急用托里温中汤，复用六君子汤加附子，或加姜、桂温补。此七恶之治法者也。"❷ 从以

---

❶《外科枢要·卷一·论疮疡五善七恶主治》。
❷《外科枢要·卷一·论疮疡五善七恶主治》。

上可以看出，薛氏在治疗疮疡恶证方面积累了丰富的经验，其辨证精详，分析透彻，治疗多从脾胃入手，用药则多选六君子汤、补中益气汤、八珍汤、十全大补汤等温补之类，药物加减临机应变，随证而用，大大提高了疮疡恶证的治疗效果。

2.1.2.4 治疗疮疡当先助胃壮气以固根本

薛氏认为"凡疮之易消散、易腐溃、易收敛，皆气血壮盛故也"❶。脾胃为人体后天之本，气血化生之源，故其治疗疮疡先助胃壮气，使根本坚固，然后治其疮症，这一思想贯穿于各种外科疾病的治疗中。如其在论述臀痈时所言："治者毋伤脾胃，毋损气血，但当固根本为主。"❷ 在论述疔疮时提出"疔疮所患，非止一脏……当先助胃壮气，使根本坚固，而后治其疮可也。"❸ 在论述腹痛时，薛氏指出"若初起欲其内消，当助胃壮气，使根本坚固，而以行经活血之药佐之"❹。对于体虚怯弱之人，更明确提出"不必分其肿溃，惟当先补胃气"❺。

在薛氏所附治验中，有许多医案均体现了"先助胃壮气，使根本坚固"的观点。

例如：侍御朱东溪，左胁下近腹肝胆经部分结一块，四寸许，漫肿不赤，按之则痛。余曰：此当补脾胃。彼谓：肿疡宜表散，乃服流气饮，后胃气顿虚，始信余言。遂用四君子加芎、归、酒炒芍药、姜、桂，胃气复而恶症退；乃去干姜，加黄芪，数剂，微赤微痛；又三十余剂，焮肿大痛，此脓内溃，遂针之；用补中益气、加减八味丸而愈。（《外科枢要·卷二·论流注》）

薛氏善于搜寻病因，抓住疾病本质，不拘泥于"肿疡宜表散"之说，故有桴鼓之效。若只拘泥于前说，乃服流气、败毒之

❶《外科发挥·卷二·脑疽》
❷《外科枢要·卷三·论臀痈》。
❸《疔疮机要·卷上·本症治法》。
❹《外科枢要·卷二·论腹痛》。
❺《外科枢要·卷一·论疮疡当明本末虚实》。

类，致胃气虚极，则是"虚虚实实"之误。故薛氏慨然曰："治标不治本，是不明正理也！"

又如：上舍周一元，腹患痛，三月不愈，脓水清稀，朝寒暮热，服四物、黄檗、知母之类，食少作泻，痰涎上涌，服二陈、枳壳之类，痰涎愈甚，胸膈痞闷。谓余曰：何也？余曰：朝寒暮热，气血虚也。食少作泻，脾肾虚也。痰涌胸痞，脾肺虚也。悉因真气虚，而邪气实也。当先壮其胃气，使诸脏有所禀，而邪自退矣。遂用六君加黄芪、当归，数剂诸症渐退，又用十全大补汤，肌肉渐敛；更用补中益气汤，调理而瘥。（《外科枢要·卷二·论腹痛》）

患者真气虚，而邪气实，薛氏治以六君加黄芪、当归，十全大补汤，补中益气汤之类调理而瘥。正所谓"胃乃生发之源，为人身之本也"，也即薛氏所说"先壮其胃气，使诸脏有所禀，而邪自退"。

再如：一儒者左腿微肿，肉色如故，饮食少思，此真气虚而湿邪内袭也。盖诸气皆禀于胃，法当补胃壮气，遂用六君加藿香、木香、当归，数剂饮食渐进；更以十全大补，元气渐复而愈。（《外科枢要·卷二·论附骨疽》）

薛氏认为"大抵疮疡之证，感有轻重，发有浅深。浅者肿高而软，发于血脉。深者肿下而坚，发于筋骨。然又有发于骨髓者，则皮肉不变"❶。以此言之，患者左腿微肿，肉色如故，则疮发于骨髓也，为附骨疽，盖"诸气皆禀于胃，法当补胃壮气"，遂用六君子汤加藿香、木香、当归，补益脾胃，祛散湿邪，加以十全大补汤，大补气血，元气回复而愈。此充分体现了薛氏临证治病求本，本于胃气也。

综上可知，薛氏治疗外科疾病强调运用五脏相关理论进行辨证分析的方法，以求疾病之根本。实则其治疗疾病是在注重人体脏腑之间关系的基础上，强调通过调节脏腑关系、脏腑功能，实

---

❶《外科心法·卷三·脓溃论》。

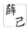

现调节机体自身的愈病能力，而非"头痛医头、脚痛医脚"的拮抗治病思路。从另一方面来讲，薛氏治病求本，本于胃气。认为胃乃生发之源，为人身之本，胃气为治病之本；外科疾病治疗中重视脾胃，将顾护"胃气"作为疾病治疗的首要任务，认为疮疡的发生、溃、敛，皆取决于胃气；疮疡的善恶与胃气也密切相关；提出治疗疮疡当先助胃壮气，使根本坚固，而后治其疮症。这一理论更反映了治未病的思想，正如李时珍所说："土者万物之母，母得其养，则水火既济，木金交合，而诸邪自去，百病不生矣。"[19] 这些理论和经验确实值得后人加以认真研究。

2.2　补脾肾滋化源

薛氏在脾胃为人身之根蒂的认识基础上，又结合其临床所见疾病以虚损为多的实际情况，发挥《黄帝内经》"化源"之论，总结了补益脾肾、滋其化源的治疗原则和经验，丰富和发展了"扶正达邪"的治疗体系，为后世治疗虚损病症开辟了蹊径。

2.2.1　发挥"化源"之说

化源即生化之源。"化源"一词，首见于《素问·六元正纪大论》，该篇中曾多次提及，如"必折其郁气，先资其化源""必折其郁气，先取化源""必折其郁气，而取化源"等，是从运气的角度讨论五运为六气之化源。后世医家推其义而不用其实，将"化源"之说应用到脏腑的生克制化中，从脏腑生理和病变方面探讨相互之间的关系，在治法上多以先后二天立论，将补脾益肾运用到疾病的治疗中。薛氏的滋其化源，是指疾病的治疗要滋养人身气血真精化生之源。气血生化以中焦脾胃为源，真精的化生则以肾命为源，薛氏在外科临证时重视先后二天，常补脾土以滋其化源，补养肾之真阴真阳以滋化源。

2.2.1.1　补脾土滋化源

薛氏认为人体后天生化之源，当属脾胃元气，土为万物之母，故自然界非土不能长养万物，人体脾胃五行属土，中土以灌四傍，只有脾胃昌盛，人身之脏腑四肢百骸才能得到滋养，通过补脾胃以达到补四脏之目的；脾胃为气血之本，脾又是统血行气之经，脾胃与气血密不可分，气血生化又以中焦脾胃为源，所以治病必以调补脾胃为主，他说："补中益气以滋化源。"[20] 凡病属脾胃衰弱所致虚损之证，都可用补脾胃滋化源之法。例如，对于疮疡久而不愈，薛氏认为此"皆元气不足，或因邪气凝滞于患处。苟能调补脾胃，则元气自足，元气既足，则邪气自消，死肉自溃，新肉自生而疮自敛矣。使不保其本而概敷生肌之剂，是反助其邪，后更溃烂耳"❶。对于小儿疾病，薛氏指出"凡小儿诸病，先当调补脾胃，使根本坚固，则诸病自退，非药所能尽祛也"❷。提出小儿疮疡治疗当"必察其肿之高漫，色之赤白，痛之微甚，作脓之难易，出脓之稠薄，生肌之迟速，以别其属阴属阳，或半阴半阳，或纯阴纯阳，而用相宜之药，以凉之、热之、和之。又当审受症之传变，五脏之相胜，而以调补脾胃为主，庶不致变恶症也"❸。对于疬疡兼证小便不利，"若短而色黄者，用补中益气汤加山药、麦门、五味，以滋化源"❹。小便不利且短少，则肾虚气化不利，色黄者，脾虚也，以补中益气汤加山药、麦冬、五味子，以补脾土滋化源，补土生水，小便自利。

在薛氏所附治验中，有许多医案均采用了"补脾土滋化源"的方法。

例如：一女子左腿作痛，服流气饮之类，左膝肿硬，头晕吐痰，余谓此鹤膝风也。其脉弦数而无力，乃禀赋肝脾肾三经之症，此形气病气俱虚者，当先调脾胃为主。不信，仍攻邪气，诸症蜂起。余先用五味异功散加升麻、干姜、肉桂，脾气稍健；又用异功散、八珍汤而溃；却间服大防风汤、地黄丸而痊。（《保婴

---

❶《保婴撮要·卷十五·肌肉不生》。

❷《保婴撮要·卷九·虚赢》。

❸《保婴撮要·卷十一·胎毒疮疡》。

❹《疬疡机要·卷上·兼症治法》。

撮要·卷十三·鹤膝风》)

此例为鹤膝风症，患者禀赋肝脾肾三经虚损，薛氏治以五味异功散加升麻、干姜、肉桂温补脾胃，滋其化源，用异功散、八珍汤补益气血，间用大防风汤、地黄丸祛风湿，滋肾水而痊。

又如：一小儿溃后肿硬，肌肉不生，疮口不敛，余欲滋其化源以生肝血，不从，仍伐肝清热，以致元气日虚，恶症蜂起而殁。（《保婴撮要·卷十四·便痈》）

薛氏认为便痈因肝火肝疳，或禀肝经热毒所致。此患者便痈溃后，肌肉不生，疮口不敛，属肝脾虚，当滋化源，生肝血，患者不从，且服伐肝清热之剂，致元气虚极而殁。对此，薛氏分析说："夫肺者肾之母，脾者肺之母，今既不滋肺肾以生肝木，又伤脾土以绝肺肾之化源，其不死者鲜矣！"❶ 故此病当补脾土，滋化源，使金水相生，气血充足，则疮口自敛，肌肉自生。

再如：一妇人忿怒而唇肿，或用消毒之药，唇胀出血年余矣。余曰：此肝木克脾土而血伤也，须养脾胃滋化源为主。彼执用前药，状如翻花瘤而殁。（《校注妇人良方·卷二十四·妇人茧唇方论第一》）

此患者为忿怒伤肝，肝木克脾土而致唇肿，当补养脾胃以滋其化源，却用消毒克伐之剂，致唇胀出血年余之久，终致虚极而殁。

可见，薛氏的滋化源实为培补脾胃。以上几则案例均体现了薛氏补脾胃滋化源的思想，只是个别患者没有听从薛氏之言，或用伐肝清热之剂，或用消毒克伐之剂，致虚虚之祸，终致不起，令人惋惜。

2.2.1.2　补肾命滋化源

人体生化之源不仅限于后天脾胃，担负精血化生的肾命同样是重要的生化之源，正所谓："益气补肺，益精滋肾，皆资其化

---

❶《保婴撮要·卷十四·便痈》。

源也"❶。人体精血本常不足，再加之生活中各种因素消散劫夺其元真，导致资化失常，则胃气不固，精气滑脱，不能上接阳气，而见元气下陷等元气不足之证，非单纯补益脾胃所能取效，应求本于其母，即采取虚则补其母的方法，把治疗范围扩展到肾与命门，因而，薛氏把六味丸、八味丸也作为滋化源的方剂。薛氏认为人之"所以致疾者，皆由气血方长，而劳心亏损，或精血未满，而纵情恣欲，根本不固，火不归经，以致见症难名。虽宜常补其阴以制其火，然而二尺各有阴阳，水火互相生化，当于二脏中各分阴阳虚实，求其所属而平之。若左尺脉虚弱而细数者，是左肾之真阴不足也，用六味丸；右尺脉迟软，或沉细而数欲绝者，是命门之相火不足也，用八味丸；至于两尺微弱，是阴阳俱虚，用十补丸，此皆资其化源也"[21]。可见，薛氏滋化源的另一含义是补肾与命门的真阴真阳，如《四库全书总目提要·医家类》所说："然己治病务求本原，用八味丸、六味丸直补真阳真阴，以滋化源。"[22] 如薛氏对于鹤膝风症的治疗："形瘦嗜卧，寝息发热，痰盛作渴，小便频数，五脏虚损也，用六味丸。脐腹疼痛，夜多溲溺，脚膝无力，头晕吐痰，肾气冷败也，用八味丸。"❷

以下几则医案体现了薛氏"补肾命滋化源"的思想。

例如：张甫，北京人，年逾三十，素怯弱，不能食冷，臂患一毒，脉虚弱。予以托里药治之而消，但饮食少思，或作闷，或吞酸，日渐羸瘦，参、苓等药不应，右尺脉弱。此命门火衰，不能生土，遂以八味丸补土之原，饮食渐进而愈。（《外科心法·卷六·八味丸治验》）

又如薛氏记载自己生病的一则病案：予尝病脾胃，服补剂，及针灸脾俞等穴不应，几殆。吾乡卢丹谷先生，令予服八味丸，饮食果进，三料而平。（《外科心法·卷六·八味丸治验》）

---

❶《校注妇人良方·卷五·妇人劳瘵各疰方论第一》。

❷《外科枢要·卷二·论鹤膝风》。

以上两例均属命门火衰，不能生土之症，以八味丸益火之源，以消阴翳而愈。因薛氏对于八味丸疗效具有亲身体验，故其临证非常推崇八味丸，且收良效。

再如：李通府子十六岁，腰患之，三年不愈，色黯下陷。余曰：此肾经症也，宜用六味丸，滋化源以生肾水，更用如圣饼，外散寒邪以接阳气。不信，别用杂药，元气益虚，七恶蜂起，始信余言，仍用前药而愈。（《保婴撮要·卷十二·流注》）

薛氏认为流注之症，因气流而注，血滞而凝所致，属元气不足之症，此患者腰患流注，三年不愈，且色黯下陷，薛氏以为属肾经虚损，治以六味丸，滋化源以生肾水，用如圣饼，外散寒邪，补接阳气而愈。

此皆补养真阴真阳，滋其化源的具体应用。

上述可知，薛氏滋化源之论重在实脾胃，但他对滋化源的具体治疗方法并不局限于脾胃。脾胃为其他四脏的生化之源，脾为后天之本，肾为先天之本，所以脾胃与肾命皆为化源。

2.2.2　重视脾肾互济

脾与肾在生理上互济资生的关系，早在《黄帝内经》即有较深刻的认识，如《素问·五脏生成篇》云："肾之合骨也……其主脾也"。[23]《素问·上古天真论篇》也说："肾者主水，受五脏六腑之精而藏之，故五脏盛，乃能泻"。[24] 后世医家对此多有研究，如许叔微认为脾胃的消化须有肾气的鼓动；严用和认为脾土需要肾气的熏蒸；刘完素指出，水土相合才能化生万物；李杲以为脾肾俱主生化而为人身之根本；朱震亨指出脾与肾相关互济是构成人体生命之基础等，使这一理论有了长足的发展。

秉承上述，对于脾肾二脏，薛氏尤有研究，也非常重视二者的关系，他说："真精合而人生焉……五行之中，土能生物，是人之身亦借脾土以生。"❶ 推究其原因，土为万物之母，在人体

---

❶《保婴撮要·序》。

脾胃为中土、为气血生化之源，是气机升降之枢纽，后天之本也。肾主骨，藏精，生髓，为先天之本。肾寓真阴真阳为元气之根、先天之本，人身脏腑气血皆赖肾气之温煦，才得以长养发育生生不已。脾主运化水谷精微，须肾中阳气的温煦，方能生化无穷；而肾精亦有赖于水谷精微的不断补充与化生。脾与肾，相互资生，互相促进，息息相关。在发病上亦相互影响，共同致病，甚至存在一定的因果关系，尤其是脾病传肾则是产生疾病的重要原因。

薛氏滋其化源，对于补益脾胃、肾命，并非分别应用，而是认为二者之间有着互为因果的密切关系，并且在临床上脾肾兼亏的病证更为多见。因此，他根据肾、命门与脾胃的关系，常常脾胃、肾命并治，故常用补中益气汤、十全大补汤、六味丸、八味丸等综合调理。如其在论述多骨疽时所说："多骨疽者，由疮疡久溃，气血不能营于患处，邪气陷袭，久则烂筋腐骨而脱出，属足三阴亏损之症也。用补中益气汤，以固根本。若阴火发热者，佐以六味丸，壮水之主，以镇阳光。阳气虚寒者，佐以八味丸，益火之源，以消阴翳。"❶ 以上体现了薛氏先后二天并重的思想，这对后世李中梓的先后天论有很大影响。

从以下几则医案中，可以看出薛氏重视脾肾互济以滋其化源的思想。

例如：一儒者患悬痈，服坎离丸，及四物、黄柏、知母之类，不应。脉浮洪，按之细微。余以为足三阴虚，用托里散，及补阴托里散渐愈；又用六味丸、补中益气汤，调补化源，半载而痊。（《外科枢要·卷三·论悬痈》）

对此，薛氏分析认为：大凡疮疡等症，若肾经阳气亢盛，致阴水不能化生，而患阴虚发热者，宜用坎离丸，取其苦寒，能泻水中之火，令阳气衰而水自生。若阳气衰弱，致阴水不能化生，而患阴虚发热者，宜用六味丸，取其酸温，能生火中之水，使阳

---

❶《外科枢要·卷二·论多骨疽》。

气旺则阴自生。认为此症属肾经精气亏损而患者，十有八九；属肾经阳气亢盛而患者，十无一二。"然江南之人，患之多属脾经，阴血亏损，元气下陷，须用补中益气，升补阳气，使阳生而阴长。若嗜欲过多，亏损真水者，宜用六味丸，补肾经元气，以生精血；仍用补中益气汤，以培脾肺之生气，而滋肾水。"❶ 由此可见薛氏对于疮疡病治疗之丰富经验、精当的见解和对于脾肾互济的深刻认识。

又如：一儒者患肺痈，鼻流清涕，咳吐脓血，胸膈作胀。此风邪外伤也，先用消风散加乱发灰，二服而鼻利；又用四君加芎、归及桔梗汤而愈。后因劳役，咳嗽吐脓，小便滴沥，面色黄白，此脾土不能生肺金，肺金不能生肾水也，用补中益气汤、六味地黄丸而愈。（《外科枢要·卷二·论肺疽肺痿》）

此患者患肺痈，后因劳役致脾虚肾亏，见咳嗽吐脓、小便滴沥、面色黄白，薛氏治以补中益气汤、六味地黄丸补脾肾滋化源而愈。

再如：一妇人患瘰疬，久而不愈，或以为木旺之症，用散肿溃坚汤伐之，肿硬益甚。余以为此肝经气血亏损，当滋化源，用六味地黄丸、补中益气汤，至春而愈。（《女科撮要·卷上·瘰疬》）

此例为肝经气血亏损所致，薛氏治以六味地黄丸、补中益气汤，以滋肾水、健脾土，如此则脾肾互济，化源充足，肝木得养。另外，薛氏还指出：此症若肝经风火暴病，元气无亏，宜用散肿溃坚汤。若风木旺而自病，宜用泻青丸，虚者用地黄丸。若水不能生木，亦用地黄丸。若金来克木，宜补脾土生肾水。认为"大凡风木之病，但壮脾土，则木自不能克矣。若行伐肝，则脾胃先伤，而木反来克土矣"❷。

五脏六腑在生理上息息相关，在发病中相互影响，故治疗亦

❶《外科枢要·卷三·论悬痈》。
❷《女科撮要·卷上·瘰疬》。

可相互调节，达到不治之治的目的。薛氏注重先后二天，就是运用五行生克之理，根据脏腑之间的生化关系，确立治则治法，充分体现了其治病求本的思想。

2.3 精确辨证的思路与方法

薛氏精于医理，重视辨证，他将中医辨证论治理论应用于外科临床，并落实到外科每一个病症上。对于每一种疾病，均在病名之下，详审本末虚实，进行辨证诊治。甚至疾病的每一个症状也讲究辨证，发展了外科危证的治疗，提高了外科临床疗效。薛氏对中医学的各种辨证方法如八纲辨证、脏腑辨证、经络辨证、六经辨证、气血津液辨证均能娴熟应用，其中在外科临床上应用最多的是脏腑辨证、经络辨证、八纲辨证、气血辨证等，并善于将多种辨证方法综合运用以诊断外科疾病。

宋元时期的医家，在外科疾病诊治中，虽也已有了辨证的思想，但多数都存在一定的局限性。例如，宋代陈自明在其所著《外科精要》中，强调对痈疽应辨证施治，区分寒热虚实对证疗法[25]。陈氏该书是最早以"外科"命名的专著，是宋以前外科经验的总结，可以说是最早倡导把辨证论治运用到外科临床者，但陈氏对于外科疾病的辨证有一定的局限性，如其在论述疽发有内外之别时所说："初发疽时，不拘大小，身体无热，自觉倦息，生疽处亦不热，数日之间，渐渐开大，不肿不高，不疼不痛，低陷而坏烂，破后肉紫色黑，此为内发。有此证者，未发见之先，脏腑已溃烂，百人百不救。"[26] 对此，薛氏注曰："前症，有因元气虚而不能发出者，有因敷贴寒药而不能发出者，有因攻伐过伤气血而不能发出者，有因热毒内蕴而失疏托者，审而治之，多有生者。"❶ 由此可以看出，薛氏对于外科疾病的辨证较之陈氏，更精详、细致，对外科疾病的认识更透彻、深入。正因如此，使

---

❶ 《校注外科精要·卷中·察疽发有内外之别第二十四》。

得一些前人认为是不可救治的疾病，薛氏通过对其辨证审因，求本而治，往往获得良效，此也反映了薛氏治病必求于本的学术思想。

再如，陈自明对于发背痈疽治疗用药的论述："凡有此病，未要辨问是痈是疽，是疮是疖，是虚是实，是冷是热，首先便服内托散五七服，次服五香连翘汤，宣泄毒气，便以骑竹马取穴法灸之，或隔蒜灸之，庶使毒气有路而出，不攻于内，更灸足三里，引热就下，此皆良法……痈疽未破，毒攻脏腑，一毫热药断不可用。痈疽已破，脏腑既亏，一毫冷药亦不可用。此是先后次第之要诀也。"[27] 此论有些偏颇，一概而论，有失于辨证之嫌，有悖于临床。对此，薛氏注曰："前症若热毒蕴于内，大便秘结，元气无亏者，宜用大黄等药，泄其热毒。若阴虚阳凑，精虚气节，脾胃虚弱者，宜用甘温之剂，培其本源。若疮不焮肿，不作脓者，虽未溃，仍须温补。若疮已溃，而肿不退，痛不止者，仍宜清凉之剂治之……若肿高焮痛者，先用仙方活命饮，后用托里消毒散。漫肿微痛者，宜托里散。如不应，加姜、桂。若脓出而反痛，气血虚也，八珍散。不作脓，不腐溃，阳气虚也，四君加归、芪、肉桂。不生肌，不收敛，脾气虚也，十全大补加姜、桂。晡热内热，阴血虚也，四物加参、术。欲呕作呕，胃气虚也，六君加炮姜。自汗盗汗，五脏虚也，六味丸加五味子……"❶ 可见，薛氏对于发背痈疽的治疗，不拘于未溃、已溃之说，临证时，详审其致病之由、病之虚实，结合临床表现，明辨证型，对证治疗。如果疮不焮肿、不作脓，虽未溃，仍用温补；虽疮已溃，而肿不退、痛不止者，仍用清凉之剂等，均体现了薛氏辨证求本而治的思想。可见，薛氏治疗疮疡积累了非常丰富而精熟的经验，对后世外科辨证论治具有非常重要的指导意义。

---

❶《校注外科精要·卷上·疗发背痈疽灸法用药第一》。

2.3.1 将辨证论治应用于外科临床

薛氏在外科疾病诊断方面最大的成就在于将中医的辨证成功地落实到外科每一个病症上，巨至瘤赘、发背、瘰疬、麻风，微至疥疮、疣子，甚至疾病的每一个症状如疮疡发热、疮疡作呕、疮疡作痛等均讲究辨证论治。

2.3.1.1 外科疾病辨证论治

疮疡名目繁多，薛氏则把未出脓者，谓之肿疡；已出脓者，谓之溃疡。且肿疡又有邪在表、邪在内、邪在经络、邪气实、正气虚等之分；溃疡又有阳气虚、阳气亡失、气血两虚、气血虚甚等之别。临证时，根据辨证结果而分别施治。如薛氏对于肿疡的论述，尤为精当："肿高㶿痛脉浮者，邪在表也，宜托之；肿硬痛深脉沉者，邪在内也，宜下之；外无㶿肿，内则便利调和者，邪在经络也，当调荣卫；㶿痛烦躁，或咽干作渴者，宜降火；㶿痛发热，或拘急，或头痛者，邪在表也，宜散之；大痛，或不痛者，邪气实也，隔蒜灸之，更用解毒；烦躁饮冷，㶿痛脉数者，邪在上也，宜清之；恶寒而不溃者，气实兼寒邪也，宜宣而补之；㶿痛发热，汗多大渴，便秘谵语者，结阳证也，宜下之；不作脓，或熟而不溃者，虚也，宜补之。"❶ 从中可出看出，对于肿疡的诊治，根据邪气深浅、正气盛衰等的不同，薛氏将其辨为多种不同的证型，而分别采用了清、托、补、下、宣、散、调荣卫、解毒、降火、隔蒜灸等多种不同的方法进行对证治疗，大大提高了临床疗效。此外，对于小儿肿疡，薛氏强调"当分其经络所属，五脏相胜，与元禀亏损，预为审用攻补调和之剂，速令散溃。尤当审其势之肿漫，色之赤白，与痛有微甚，毒有表里"❷，而分别施治。若泥于肿疡禁用辛热之说，不分病因、经络所在之不同，概用败毒之药，泛扰诸经，诛伐太过，以致不能起发，或

---

❶ 《外科发挥·卷一·肿疡》。
❷ 《保婴撮要·卷十一·肿疡》。

不能腐溃收敛，则变症莫能枚举。

又如，对于发背，临床辨证具体可分为邪气盛、正气虚、阳气虚、阴血虚、气血两虚、元气内虚、肾气虚、肾阴亏损、脾气虚、脾胃虚弱等。另外，薛氏还强调发背"若肿赤痛甚，脉洪数而有力，热毒之症也，为易治。漫肿微痛，色黯作渴，脉洪数而无力，阴虚之症也，为难治。不痛不肿，或漫肿色黯，脉微细，阳气虚甚也，尤为难治"❶。由此可知，阴虚、阳气虚甚这两种证型，属于发背难治之危证，临证时当及早采取预防措施，若能但见肿痛，参之脉症虚弱，便预为滋补，使气血无亏，也有治愈的。

再如，对于脑疽，有实证、虚证之分，实证如湿热上涌，虚证如阴虚火炽、阳气虚、阴精消涸、脾气虚、肾水亏损等。即一微疠，也可辨为脾经湿热、脾经积热、肾经虚热、肝经血虚风热、脾气郁结、脾虚风热、风热、热毒、脾肺虚热等多种证型。

2.3.1.2　疾病的症状辨证

薛氏能将辨证落实到疾病的每一症状上，每一种症状在不同的人身上其病机会有差异，故也应辨证。

例如，疡疡有本症、兼症、变症、类症之分。兼症 14 种，变症 21 种，类症 13 种。其兼症中的头目眩晕一症，有气虚、血虚、阳虚、脾气虚弱、脾虚有痰、肝经虚热、脾肺气虚、肝肾气虚等不同证候。兼症之发热，又可辨为气分热、血分热、阳气虚、阴血虚、肝虚、肾虚、无根虚火、阳气虚寒等不同证型，如其所言："发热在午前，脉数而有力者，气分热也，用清心莲子饮；脉数而无力者，阳气虚也，用补中益气汤。午后脉数而有力者，血分热也，用四物汤加牡丹皮；脉数而无力者，阴血虚也，用四物汤加参、术。热从两胁起者，肝虚也，用四物汤加参、术、黄芪；从脐下起者，肾虚也，用四物汤加参、术、黄柏、知母、五味、麦门、肉桂，或六味丸。其热昼见夜伏，夜见昼止，

---

❶《外科枢要·卷二·论发背》。

或去来无定时，或起作无定处，或从脚起者，此无根虚火也，须用加减八味丸，及十全大补汤加麦门、五味，更以附子末唾津调搽涌泉穴。若形体恶寒，喜热饮食者，阳气虚寒也，急用八味丸。"❶ 薛氏临床辨证之精详、细致，由此可窥一斑。

又如，对于溃疡作痛，薛氏认为"脓出而反痛者，虚也，宜补之；脉数虚而痛者，属虚火，宜滋阴；脉数实而痛者，邪气实也，宜泄之；脉实便秘而痛者，邪在内也，宜下之；脉涩而痛者，气血虚寒也，温补之。"❷ 可见，对于疮疡脓溃后作痛，薛氏能明辨其属虚、属虚火、邪气实、邪在内、气血虚寒等不同证型，而分别采取不同的方法对证治疗。

又如，对于疮疡作渴，可分为上焦热、内脏热、热毒蕴结、气血虚壅、胃火盛、胃气虚、津液亏损、肾水干涸等不同证型，而分别施治。如其所说："若焮痛发热，便利调和者，上焦热也，用竹叶石膏汤。肿痛发热，大便秘涩，内脏热也，用四顺清凉饮。焮肿痛甚者，热毒蕴结也，用仙方活命饮。漫肿微痛者，气血虚壅也，用补中益气汤。若因胃火消烁而津液短少者，用竹叶黄芪汤。若因胃气虚而不能生津液者，用补中益气汤。若因胃气伤而内亡津液者，用七味白术散。若因肾水干涸作渴，或口舌干燥者，用加减八味丸。"❸ 另外，薛氏还特别指出患疽作渴一症，"或先口干作渴，小便频数，而后患疽；或疽愈后，作渴饮水；或舌黄干硬，小便数而疽生者，尤其恶也。"对此，若能逆知其因，"预服加减八味丸、补中益气汤，以滋化源，可免后患。"由此可知，先渴后疽，或疽后作渴，或舌黄干硬、小便数而生疽者，均为恶症，但若能推知其预后，而采取相应的预防措施，如提前服用加减八味丸、补中益气汤，以滋其化源，则可免致此恶候。这不仅体现了薛氏滋化源的思想，也体现了其注重疾病预后

❶《疠疡机要·卷上·兼症治法》。
❷《外科发挥·卷一·溃疡作痛》。
❸《外科枢要·卷一·论疮疡作渴》。

的特点。

再如，对于疮疡作呕，薛氏指出此"不可泥于毒气内攻，而概用败毒等药"❶。具体又将其分为邪气实、胃气虚、气血虚、病在胃、病在脾、病在肝等不同证型，而采用不同的方药分别施治。强调"若不详究其源，而妄用攻毒之药，则肿者不能溃，溃者不能敛矣"。对于朱震亨所说的肿疡时呕当作毒气攻心而治，溃疡时呕当作阴虚而补之，薛氏告诫说此属大概之言，即《黄帝内经》诸痛痒疮，皆属心火之意，况"今之热毒内攻而呕者寡，脾胃虚寒而呕者多"，故应辨证而治，不可"执前圣之言，而药今人之病"。如进士张德泓患背疽，微肿微赤，饮食少思。余用六君等药，脓成而溃；再用大补阳气之类，肉生而敛。忽寒热作呕，患处作肿，候其脉，浮大鼓指，按之若无，形气殊倦。余谓之曰：此胃气虚急，非疮毒也。彼云：果因侵晨登厕，闻秽气始作，即先生胃虚之说也。用托补而敛。（《外科枢要·卷一·论疮疡欲呕作呕》）此患者背疽，微肿微赤，饮食少思，属脾胃阳气虚损，薛氏治以六君子汤、大补阳气之类，补益脾胃，温阳补气，肉生而敛；后忽寒热作呕，患处作肿，其脉浮大鼓指，按之若无，形气殊倦，一派虚候，据此，薛氏诊断为因胃气虚急而作呕，非疮毒所致，遂用补托之药助胃壮气，呕止疮敛而愈。此充分体现了薛氏辨证求本而治的思想，其不拘泥于古人之言，无论病症大小，均能详审本末虚实，对证治疗，取得良好疗效。

由以上可见薛氏临病辨证精详，纲目清晰，便于掌握，可以说他对辨证的运用达到了炉火纯青的地步。辨证论治的结果，使得疽后发渴、痈疽肾虚呕吐、发背等危证变成可治之证，特别是温补法的发展，使痈疽七恶等险恶之证有了积极的治疗措施，如疮疡阳气脱陷用参附汤救治，疮疡病久，气血津液脱失之危重证用独参汤以补气生血固脱等，发展了外科危证的治疗，提高了外科临床疗效，对后世的治疗起到积极的指导作用。

---

❶ 《外科枢要·卷一·论疮疡欲呕作呕》。

2.3.2 外科疾病辨证思路

2.3.2.1 重视经络辨证

经络辨证，是以经络学说为理论依据，对患者所反映的症状、体征进行分析综合，以判断病属何经、何脏、何腑，从而进一步确定发病原因、病变性质及其病机的一种辨证方法。对于各种外科病症，薛氏多从经络进行辨证。

例如，对于耳疮，薛氏认为其"属手少阳三焦经，或足厥阴肝经血虚风热，或肝经燥火风热，或肾经虚火等因。若发热焮痛，属少阳、厥阴经风热，用柴胡栀子散。若内热痒痛，属前二经（少阳、厥阴经）血虚，用当归川芎散。若寒热作痛，属肝经风热，用小柴胡汤加山栀、川芎。若内热口干，属肾经虚火，用加味地黄丸；如不应，用加减八味丸"[❶]。可见，对于该病，薛氏或从手少阳三焦经，或从足厥阴肝经，或从肾经，有时还两经同时进行辨证而治。

又如，对于瘰疬一症，薛氏指出，其"属三焦肝、胆二经怒火风热血燥；或肝肾二经精血亏损，虚火内动；或恚怒、气逆、忧思过甚，风热邪气，内搏于肝"[❷]。认为怒伤肝，肝主筋，肝受病，则筋累累然如贯珠，故其多生于耳前后、项腋间等肝胆经循行部位，结聚成核。此也体现了薛氏重视经络辨证的思想。

2.3.2.2 脏腑辨证结合经络辨证

脏腑辨证是中医诊察、识别疾病证候的基本方法，在各种辨证方法中居于核心地位，是其共同基础。各种辨证方法所获得的结果，均与脏腑定位密切相关，最终大多要落实到脏腑辨证上来，即体现在对脏腑病变准确把握上。其治疗也是在调整脏腑失调，药物的作用也只有通过脏腑才起作用。经络辨证是对脏腑辨

---

❶ 《外科枢要·卷二·论耳疮》。

❷ 《外科枢要·卷二·论瘰疬》。

证的补充和辅助，二者不可截然分开。脏腑病证侧重于阐述脏腑功能失调所出现的各种症状，而经络病证则主要是论述经脉循行部位出现的异常反应，对其所属脏腑病证论述较为简略，是脏腑辨证的补充。

薛氏善于结合运用经络辨证和脏腑辨证进行诊治。例如，对于疮疡出血，薛氏指出，此"因五脏之气亏损，虚火动而错经妄行也，当求其经，审其因而治之"❶。若肝热而血妄行，用四物、炒栀子、牡丹皮、茯苓、术治疗；肝虚而不能藏血，用六味地黄丸治疗；心虚而不能主血，用四物、炒黄连、牡丹皮、茯苓、术治疗；脾虚热而不能统血，用四君、炒栀子、牡丹皮治疗。若脾经郁结，用归脾汤加五味子；脾肺气虚，用补中益气加五味子；气血俱虚，用十全大补汤；阴火动，用六味丸加五味子治疗。

又如，其对于小儿口疮的认识，尤为透彻："若发热作渴饮冷，额间色赤，左寸脉洪数者，此属心经，先用导赤散清心火，次用地黄丸滋肾水。若寒热作渴，左颊青赤，左关脉弦洪者，属肝经，先用柴胡栀子散清肝火，次用六味地黄丸生肝血。若两腮黄赤，牙龈腐烂，大便酸臭，右关脉洪数，按之则缓者，属脾经，用四味肥儿丸治脾火，以五味异功散补脾气。若发热咳嗽，右腮色赤，右寸脉洪数，按之涩者，属肺经，先用清肺饮治肺火，用五味异功散补脾胃。若发热作渴，两额黧色，左尺脉数者，属肾经不足，先用六味地黄丸以生肾水，次用补中益气汤以生肺气。"❷。不仅体现了薛氏善于结合运用经络辨证和脏腑辨证的思想，还体现了其重视虚则补其母而滋化源的思想。

2.3.2.3　脏腑辨证结合气血辨证

气血辨证，就是运用中医气血理论，对四诊所得临床资料进行综合分析，以判断气血病变状态，为治疗提供依据的辨证方法。它着重于分析疾病与气血的关系，确定病变在气或在血。由

于气血既是脏腑功能活动的物质基础，又是脏腑功能活动的产物，脏腑病变与气血病变常常相伴出现，互相影响，因而气血病变与脏腑病变密切相关，气血辨证与脏腑辨证常需结合运用。

薛氏临证常结合气血辨证与脏腑辨证进行疾病的诊治。例如，对于小儿热毒疮疥，薛氏指出此"因乳哺过早，或嗜甘肥，脏腑积热，或母食膏粱厚味，或七情内火所致。当分脏腑所属之因，病之虚实，调其血气，平其所胜"❶。为我们临证诊病提供了借鉴。如：一小儿腹间患热毒疮疥，发热便血，面黄少食，或作呕，或作泻，手足时冷，右关脉弦数，此脾土虚弱，肝火为患，先用五味异功散加升麻、柴胡、山栀，益脾气清肝火，后用地黄丸，滋肾水生肝血而愈。（《保婴撮要·卷十一·热毒疮疥》）此例因脾土虚弱，肝炎为患所致，薛氏治以五味异功散加升麻、柴胡、栀子，补益脾气、清肝火，用地黄丸滋肾水、生肝血，如此脏腑、气血同治，以收全效。

又如：儒者张子容，素善怒，患瘰疬久而不愈，疮出鲜血，左关弦洪，重按如无。此肝火动而血妄行，症属气血俱虚。用补中益气汤以补脾肺，用六味丸以滋肝肾而愈。（《外科枢要·卷二·论瘰疬》）

此例为瘰疬久而不愈，疮出鲜血，脉则左关弦洪，重按如无，据此，薛氏诊断为肝火动致血妄行，属气血俱虚，遂用补中益气汤以补脾肺滋其化源，六味丸以补肝肾滋化源，如此脾、肺、肝、肾同治，气血化源充足而病自愈。

再如：州守胡廷器年七十，患鬓疽，肿焮作痛，头目俱胀，此肾水不足，肝胆火盛而血燥也。用六味丸料，四剂，疮头出水而愈。后因调养失宜，仍肿痛发热喘渴，脉洪大而虚，此脾胃之气伤也，用补中益气，以补脾胃；用六味地黄丸，以补肝肾而痊。（《外科枢要·卷二·论鬓疽》）

此例鬓疽，因肾水不足，肝胆火盛血燥所致，薛氏治以六味

---

❶ 《保婴撮要·卷十一·热毒疮疥》。

丸滋肾水、生肝血而愈；后因调养失宜，致脾胃之气虚损，仍肿痛、发热、喘渴，治以补中益气汤补益脾胃之气，六味地黄丸补肝肾滋化源而瘥。体现了其肝脾肾同调，气血双补的特点。

由以上可见，脏腑辨证与气血辨证往往是紧密相连的，难以严格区分，故应综合运用以诊治疾病。

2.3.2.4 八纲辨证结合其他辨证

八纲辨证是指将四诊所获得的各种临床资料，根据病位的深浅、正邪盛衰、疾病性质和病证类别等进行分析、归纳、综合，得出阴、阳、表、里、寒、热、虚、实八种类型证候的辨证方法。八纲辨证是辨证的基础，在诊断疾病的过程中，有执简驭繁、提纲挈领的作用。[28]八纲辨证能从病位、病性、病势等方面反映证候的基本构成，但就辨证层次而言又嫌笼统。通过脏腑辨证、经络辨证或气血辨证等，可以把握疾病的具体部位，使临床用药能够"有的放矢"。薛氏深知此理，外科临证时常综合应用八纲辨证和其他各种辨证方法，以期准确诊断病证，为恰当用药提供依据。如其所言："疮疡之症，当察经之传受，病之表里，人之虚实，而攻补之。"❶若肿痛热渴，大便秘结，为邪在内，宜疏通；肿焮作痛，寒热头痛，为邪在表，应发散；如果焮肿痛甚，邪在经络，需要和解；表现为微肿微痛而不作脓者，属于气血虚，宜用补托法；如果漫肿不痛，或不作脓，或脓成而不溃，气血虚甚，应当峻补；如果色黯而微肿痛，或脓成不出，或腐肉不溃，为阳气虚寒，用温补法。对此，薛氏还强调说："若泥其未溃，而概用败毒，复损脾胃，不惟肿者不能成脓，而溃者亦难收敛。七恶之症蜂起，多致不救。"洵属经验之谈。

又如天疱疮，以八纲辨，有阴、阳、虚、实四证，虚证又有阴血虚、阳气虚之不同；从气血津液辨，有气虚、血虚之不同；从脏腑而辨，则有胃气虚、脾气虚、脾肺气虚、脾肾虚、肝胆血燥之别；从经络辨，则有膀胱经阴虚、肝经血虚、肝经阴虚、肝

---

❶《外科枢要·卷一·论疮疡未溃用败毒之药》。

经阴虚湿热、邪在脾肺经、邪在肝胆经等之分。此充分体现了薛己对于外科疾病辨证具有丰富经验，其辨证精熟、翔实、准确、全面，对后世外科疾病辨证论治起到了非常积极的指导作用和影响。

2.4　重视温补的思想

薛氏在治疗外科虚损病症方面，突出了药尚甘温的特点，形成了温补的学术特色，对确立虚损的治疗思想起到承前启后的作用，成为温补学派的先驱。

2.4.1　温补思想来源

继金元刘完素、朱震亨之学广泛传播之后，明代部分医者偏执滋阴降火之说而滥用寒凉，损伤脾胃、克伐真阳，很多患者深受其害，形成了苦寒时弊。以薛氏为代表的温补学派就是为了满足临床需要，在纠正这种苦寒时弊的不良治疗风气之中产生的。温补学派的主要学术特点是强调脾胃和肾命阳气对生命的主宰作用，治疗疾病善用甘温补益之法。

薛氏从正德三年（1508 年）22 岁时待补为太医院院士，一直到嘉靖九年（1530 年）辞去院使官职，前后 23 年都是在太医院任职。他广泛阅读官藏众家典籍，遍阅宫备珍奇秘方，汲取诸家精华。在《黄帝内经》及王冰、钱乙、张元素、李杲等影响下，特别重视人体"先天之本"和"后天之本"，结合自己临床所见以虚损病症为多的实际情况，认为脾肾虚衰多为疾病的内因，治病注重从脾肾入手。薛氏能灵活运用藏象、气血、阴阳及五行生克等理论，将补脾与补肾命结合起来，或补火生土，或补土生金，或虚则补其母以治疗外科虚损诸证，其运用古方及加减非常精当，至今在临床上仍具有重要的指导意义。

薛氏精于辨证，重视人体阳气，善于运用《黄帝内经》"虚则补之""劳则温之""形不足者温之以气""精不足者补之以味"

及李杲"甘温除热"等理论。治法大多以调补为主，用药大多偏温而力避寒凉，以免损伤脾肾，经常选用李杲的补中益气汤等方剂以温补脾胃，选用张仲景的肾气丸和钱乙的六味地黄丸以温补肾命，脾肾同治也是他经常使用的方法。其善用温补，力戒苦寒，实为温补学派之先驱。

2.4.2　温补特色

薛氏临床"以调补为守备之完策，以解利为攻击之权宜"❶，由此可知，解利祛邪只是薛己治病的权宜之计，调补养正才是基本大法。温补又为其所长，薛氏将温补之法广泛应用于外科诸病，建立了以温养补虚为临床特色的系列方法，归纳起来主要有三类：朝夕分补、急症骤补和偏虚纯补。

2.4.2.1　朝夕分补

薛氏用药治病，非常重视不同病证的选用药物和服药时间。他认为必须根据人体一天之中阳气消长进退，以及自然界昼夜晨昏阳气的变化规律，来决定补法的选方用药。朝夕分补是薛氏根据机体的朝夕阴阳变化理论而创用的温补方法。

人与自然界是统一的，人体与自然界一样随着昼夜晨昏而有阴阳消长的变化。如《素问·金匮真言论》中所言："平旦至日中，天之阳，阳中之阳也。日中至黄昏，天之阳，阳中之阴也。合夜至鸡鸣，天之阴，阴中之阴也。鸡鸣至平旦，天之阴，阴中之阳也。故人亦应之。"[29] 人体为了适应自然界的这一变化，在生理上也产生相应的变化。即《素问·生气通天论》中所论述的"故阳气者，一日而主外，平旦人气生，日中而阳气隆，日西而阳气已虚，气门乃闭"[30]。薛氏根据《黄帝内经》的这一论述，注意到一日间不同时辰的生理变化，认识到当人体发病时，在病理上也有这一变化规律，认为患病之躯昼夜晨昏，阴阳各有偏虚之时，如其所言："肚腹肿胀，若朝宽暮急，属阴虚；暮宽

---

❶《疡疬机要·序》。

朝急，属阳虚；朝暮皆急，阴阳俱虚也。"❶ 由于病理上存在朝暮阴阳偏虚的不同，所以在治疗上也应当按照这一变化规律，采取朝夕不同的补益方法，以纠正阴阳的偏虚。此外，不同的病机变化，其朝暮气血阴阳偏盛偏衰不同，因而对于不同虚证的治疗，应当采用不同的朝夕用药组合，以实现气血阴阳协调的目的。其对于阳虚者，朝用六君子汤，夕用加减肾气丸。阴虚者，朝用四物汤加参、术，夕用加减肾气丸。真阳虚者，朝用八味地黄丸，夕用补中益气汤。若肚腹痞满，肢体肿胀，手足并冷，饮食难化，或大便泄泻，口吸气冷者，薛氏认为此真阳衰败，脾肺肾虚寒不能司摄，而水泛行，应急用加减肾气丸治疗，否则不救。

这种朝夕分补疗法，有着各种不同的方剂组合及使用方法，大多是以调补脾肾为主。其精髓就在于根据人体昼夜晨昏阴阳偏虚的不同，采用朝温阳，暮滋阴，或朝养阴，暮补阳，或朝暮阴阳同补的方法，使阴阳相互资生，最终达到相对平衡协调，恢复到与自然界昼夜晨昏阴阳变化相适应的正常状态。其于这些认识，在大量的外科医案中，薛氏经常采用这种朝夕分补法，且获得了很好的治疗效果。

例如，一膏粱之人，先作渴，足热，后足大趾赤痛，六脉洪数而无力，左尺为甚。余以为此足三阴虚，当滋化源为主。因服除湿败毒等剂，元气益虚，色黯延足。余乃朝用补中益气汤，夕用补阴八珍汤，各三十余剂，及桑枝灸，溃而脓清，作渴不止。遂朝以前汤送加减八味丸，夕用十全大补汤，三十余剂而痊。（《外科枢要·卷三·论脱疽》）

此例脱疽作渴，薛氏认为属足三阴虚，治以补中益气汤与补阴八珍汤朝夕分补，以滋化源，外治以桑枝灸法以补阳促脓，拔引郁毒，溃后因虚而脓清，遂又以补中益气汤与十全大补汤朝夕分补，加减八味丸则是薛氏治疗患疽作渴的必用之剂。并且，薛

---

❶《疡疮机要·卷上·变证治法》。

氏指出"是时同患此症，服败毒之药者，俱不救"。

又如，一小儿臀疮溃而不敛，面色时赤。此禀肝肾阴虚，朝用八珍汤加五味子，夕用加减八味丸，诸症渐退，又用托里散间服而愈。(《保婴撮要·卷十三·臀痈》)

此例臀痈溃而不敛，且面色时赤，薛氏以为禀肝肾阴虚，遂朝用八珍汤加五味子，夕用加减八味丸朝夕分补，又间服托里散疮敛而愈。

另外，其医案中很多应用补中益气汤者，多是在午前服用，而午后则选用其他方药，如六味地黄丸、八味丸、六君子汤、十全大补汤、补阴八珍汤、归脾汤、逍遥散、五味异功散等。薛氏认为补中益气乃补中升阳之剂，午前乃人身阳气升发之时，对于中气不足，气虚之阳气下陷诸症，午前服用能助人身阳气之升发，起到正向作用。

2.4.2.2 急症骤补

薛氏临证常遇虚损危急重症，他根据前人经验，结合自己体会，总结了较成熟的急救方法。他认为此类急症，必须立即采用作用强、见效快的方药进行急救治疗。其急补的常用方有八味丸、独参汤和参附汤。临证时，或用八味丸温补元阳之气，或用独参汤补气固脱，或用参附汤回阳救逆。

(1) 八味丸温补元阳　八味丸用于命门火衰，虚寒内盛的危急病证或肾元不固之危证。

薛氏对于疮疡见四肢逆冷，小便频数，为命门火衰者，急用八味丸温补命门之火，以回阳救逆。对于五更泄泻，脾肾阳虚，服四神丸、白术散，或不应，或愈而复作，则急用八味丸，补命门火以生脾土，其泻自止。对于疠疡变症小便不利，见转筋便闭气喘者，则不问男女孕妇，急用八味丸补肾纳气，以固根本，缓则不救。对于疠疡兼寒之发热，其热昼见夜伏，夜见昼止，或去来无定时，或起作无定处，或从脚起者，属无根虚火，而又形体恶寒，喜热饮食，阳气虚寒者，需急用八味丸温阳散寒，引火归原，以固根本。

除用于危急症外，临病凡见命门火衰，不能生土，而见脾土虚寒诸症，薛氏均治以八味丸，以补命门之火，益火之源，以消阴翳。

例如，一男子腿肿一块，经年不消，且不作脓，饮食少思，强食则胀，或作泻，日渐消瘦。诊之，脉微细。此乃命门火衰，不能生土，以致脾虚而然也。遂以八味丸，饮食渐进，肿患亦消。(《外科发挥·卷五·流注》)

此例流注经年不消，不作脓，饮食少思，脉微细，薛氏以为属命门火衰，不能生土而虚寒，故治以八味丸温补命门之火，阳气回复而痊。

（2）独参汤补气固脱　独参汤用于气血津液脱失之危重症，或脾气虚寒之恶症，或脾胃俱虚之恶症等。

薛氏对于疮疡病久，气虚不摄，汗出不止，急用独参汤以补气止汗。对于疮疡失血过多，而见烦热发渴等症，勿诊其脉，不问其症，急用独参汤以补其气固脱。对于溃疡脓水出多，血气俱虚，恶寒发热，作渴烦躁，急用独参汤以补气生血，固脱，血生于气，血脱补气，阳生阴长之理。

例如，一小儿十六岁患囊痈，脓清晡热，遗精盗汗，此禀元气虚甚也。用大补汤、地黄丸料各二十余剂，元气稍复；又各三十余剂，汗止热退。犯房事患处顿黯，昏愦吃逆，手足并冷，此脾气虚寒之恶症。用独参汤四剂而苏；用大补汤加干姜四分，阳气渐复；乃去干姜，又二十余剂而痊。(《保婴撮要·卷十四·囊痈》)

此例囊痈，元气虚甚，后犯房事，致昏愦吃逆，手足并冷，为脾气虚寒之恶症，故薛氏急用独参汤以救治，用十全大补汤加干姜补益阳气，后去干姜，服大补汤而痊。

又如，一小儿臂痈，用针过深出血不止，恶寒口噤，脉微细。尚可救，乃用独参汤灌之。良久咽下，半响而苏，再剂而能言，四剂而脓出，又用托里散、异功散而愈。(《保婴撮要·卷十五·用刀针法》)

此例为出血过多之危证，薛氏治以独参汤灌之以急救，后以托里散、异功散补益脾胃气血生化之源，疮敛而愈。

（3）参附汤回阳救逆　参附汤用于阳气脱陷之危重症。

薛氏对于疮疡因过用寒凉之剂，或犯房事，或因吐泻，或因脓血大泄，损伤阳气，致阳气脱陷者，出现发热头痛、目赤烦喘、气短头晕、体倦热渴、恶寒憎寒、扬手掷足、汗出如水、腰背反张、郑声不绝等虚阳外越之假热证，则勿论其脉，勿论其疮，急用参附汤温阳救脱。对于疮疡见畏寒头痛，耳聩目蒙，玉茎短缩，冷汗时出，或厥冷身痛，或咬舌啮齿，舌根强硬者，为阳气脱陷之真寒证，则勿论其脉其疮，均急以参附汤回阳救逆。对于疮疡失血过多，或脓瘀大泄，或寒凉汗下、真阳脱陷、上气喘急、自汗盗汗、气短头晕等症，急服参附汤以救元气。对于疮疡初起，或因克伐，或犯房事，以致色黯而不痛者，乃阳气脱陷，变为阴证，急用参附汤温补回阳。

例如，一女子十五岁，瘰疬发热晡热，左颊赤甚，余谓肝火血虚，用加味逍遥散、五味异功散、九味芦荟丸而痊。后服斑蝥等药，恶症蜂起，手足并冷，用参附汤二剂、六君、姜、桂四剂，乃朝用益气汤，夕用异功散而愈。（《保婴撮要·卷十五·五善七恶》）

此患者瘰疬发热，肝火血虚，痊愈后，因服破血攻毒克伐之药，致手足并冷，阳气脱陷之恶症，薛氏急用参附汤温阳救脱，配合六君子汤加姜、桂，温阳补气，补中益气汤、异功散补脾胃滋化源而愈。

2.4.2.3　偏虚纯补

李杲在论述病分昼夜气血衰旺论时说："昼则发热，夜则安静，是阳气自旺于阳分也。昼则安然，夜则发热烦躁，是阳气下陷于阴中也，名曰热入血室。昼则发热烦躁，夜亦发热烦躁，是重阳无阴也。当亟泻其阳，峻补其阴……夜则恶寒，昼亦恶寒，是重阴无阳也。当亟泻其阴，峻补其阳。"[31] 薛氏受其启发，拟纯补法用以治疗阴阳偏颇比较明显的病证，根据所虚不同，采用纯补阴、阳、气、血之法。若重阳无阴证，纯补其阴。若重阴无阳证，纯补其阳。

如薛氏对于疮疡变症发热恶寒一症的治疗："若寸口脉微，名阳气不足，阴气上入阳中，则恶寒也，用补中益气汤；尺部脉弱，名阴气不足，阳气下陷于阴中，则发热也，用六味地黄丸。若暑热令而肢体倦怠，此湿热所乘，属形气虚而病气实也，当专补阳气，用补中益气汤。若发热大渴引饮，目赤面红，此血虚发热，属形病俱虚也，当专补阴血，用当归补血汤。"❶

对于疮疡发热昼夜俱重，重阳无阴证，用四物汤或六味丸纯补其阴。对于疮疡微肿，色黯不痛，脉大无力之纯阴无阳证，用回阳汤纯补阳气。对于疮疡脓多而清，或瘀肉不腐，溃而不敛，脉大无力或涩微之气血两虚证，则用八珍汤双补气血。

从以上可以看出，薛氏所用的补法重在温补脾肾阳气，可以说这是薛氏最重要的学术特点。

2.4.3 慎于寒凉而不废

薛氏虽以善于温补而著称，但并不一概放弃寒凉攻伐药物。如其所说："余尝治脉症虚弱者，用托里之药，则气血壮而肉不死。脉证实热者，用清热之剂，则毒气退而肉自生。"❷ 薛氏治疗身体壮实而疮疡初起者，大多也用寒凉解毒药以消之。邪在内者，施以攻下；邪气实者，则寒凉解利。

例如，对于肠痈，"脉迟紧者，未有脓也，用大黄汤下之。脉洪数者，已有脓也，用薏苡仁汤排之。小腹疼痛，小便不利，脓壅滞也，牡丹皮散主之。"❸ 其中大黄汤、薏苡仁汤及牡丹皮散均为寒凉攻逐的方药。

又如，一男子患便痈，焮肿作痛，大小便秘，脉有力，以玉

---

❶《疡疡机要·卷上·变证治法》。
❷《外科枢要·卷一·论疮疡去腐肉》。
❸《外科枢要·卷二·论肠痈》。

烛散二剂顿退，更以龙胆泻肝汤四剂而消。(《外科发挥·卷七·便痈》)

此患者脉有力，大小便秘，为实证，故薛氏用玉烛散和龙胆泻肝汤治疗，以清利湿热，泻火通便而愈。

由此可见，薛氏外科内治讲究辨证论治，遣方用药，清托温补，各不偏废。反映了其崇尚温补，又不避寒凉的学术思想。一般来说，薛氏对寒凉药的使用较为谨慎。其明确指出"若不辨其阴证阳证之所由分，而妄敷寒凉之剂，迷塞腠理，凝滞气血，毒反内攻而肉反死矣。况运气得寒而不健，瘀血得寒而不散，瘀肉得寒而不溃，新肉得寒而不生，治者审焉"❶。由此可知，薛氏反对的是不辨病因，一见疮疡皆谓热毒，概用苦寒之剂的做法。

2.5 外科虚损病症多责于足三阴

薛氏论虚损之症多求责于足三阴虚，所谓足三阴虚是薛氏概括肝、脾、肾之虚而言。薛氏虽常提及阴虚，其所谓阴虚，则是指脾虚，他说："夫阴虚乃脾虚也，脾为至阴"[32]。可见，薛氏之阴虚并非指津液、精血不足之谓。因此，其论治外科虚损之证，常从调补脾、肾、肝入手。

2.5.1 足三阴虚之病因

关于足三阴虚之病因，薛氏指出"大凡足三阴虚，多因饮食劳役，以致肾不能生肝，肝不能生火而害脾土，不能滋化。但补脾土则金旺、水生，木得平而自相生矣"[33]。除后天因素外，先天禀赋不足亦为重要病因，这一点在儿科病症中尤为明显，如薛氏认为，多骨疽"乃禀赋足三阴虚羸之症也，当滋补元气"❷。其他如小儿臀痈等症，均可求责于禀赋不足。另外，薛氏还强

---

❶ 《外科枢要·卷一·论疮疡围寒凉之药》。

❷ 《保婴撮要·卷十四·多骨疽》。

调，房事不节是导致足三阴虚的重要因素，认为感于房劳过度，亏损三阴，治法当以固本为主。

上述致病因素均可导致足三阴之阴阳气血的不足，出现以病气形气俱不足为特点的病症，即薛氏所谓"大凡杂症属内因，乃形气病气俱不足"的虚损之病。

2.5.2 足三阴虚之病症

薛氏治疗足三阴虚损的医案散在于其多种著作中，七十余例。其中《外科枢要》选案最多，达 30 例；其他在《校注外科精要》《疡疮机要》《保婴撮要》《明医杂著》《内科摘要》《校注妇人良方》《口齿类要》《钱氏小儿药证直诀》中均有足三阴虚损的医案记载。虽然足三阴虚之病的核心是阴阳气血不足，病变以虚损为多，但由于肝脾肾三阴经涉及脏腑组织器官较多，病机变化复杂，因此，体现在临床上病种不一、症状繁杂，就其著作所列病案来看，属于外科的病症主要有：足跟疮、脚发、瘰疬、痔疮、臁疮、脱疽、臀痈、悬痈、囊痈、头面疮、多骨疽、翻花疮、疡疮等。另外，还涉及内科、儿科、妇科等一部分病症。内科病症主要有：咳嗽、头眩、喘胀、耳鸣、小便不禁、大便秘结、劳瘵等。妇科病症主要有：月水不调、妇人骨蒸、血风劳气、足跟疮肿等。儿科病症主要有：多骨疽、囊痈、臀痈、盗汗、吐血、头面疮等。还有口腔科的齿痛等。可见，薛氏临床所见足三阴虚损病症广泛，涉及内、外、妇、儿、口齿各科，且表现复杂。因此，需要在临证时把握根本，结合各科特点，根据患者实际情况，制定恰当的方法实施治疗。

2.5.3 调补足三阴虚脾为关键

对于外科虚损之证，薛氏十分强调肝、脾、肾三脏的调治，而三者间尤以脾土为关键环节。在足三阴虚中，他尤为重视足太阴之虚。他说："禀赋肝脾肾三经之症，此形气病气俱虚者，当先调脾胃为主。"❶ 薛氏一再强调，人以脾胃为本，"五行之中，土能生物，是人之身亦借脾土以生"❷ "气血筋骨皆资脾土以生"❸。因此，一旦脾虚，则气血不能化生，五脏六腑、四肢百骸、五官九窍无以滋养，所谓"脾虚则五脏之精气皆为失所"，诸虚百损随之而出，可见脾土虚弱乃虚损的病机关键。所以，薛氏在治疗上多用补中益气汤、四君子汤、六君子汤、八珍汤、十全大补汤等加减，以补中益气汤应用最为频繁。由此可见，薛氏在调治足三阴虚损病症时，不为其复杂多样的病症所惑，能从繁杂的病变中抓住根本，在治疗上从根本出发，常能收到满意疗效。

---

❶《保婴撮要·卷十三·鹤膝风》。

❷《保婴撮要·序》。

❸《保婴撮要·卷二·发搐》。

3

外科临证经验与特色

3.1 诊断经验与特色

薛氏在外科疾病诊断中四诊合参，尤重脉诊，在脉诊和望诊方面积累了丰富的经验；重视疾病鉴别诊断和对疾病预后的判断。

3.1.1 四诊合参，尤重脉诊

脉诊在我国有着悠久的历史，它是我国古代医学家长期医疗实践的经验总结。早在公元前五世纪，著名医家扁鹊就创立了脉诊法，所以《史记·扁鹊仓公列传》说："至今天下之言脉者，由扁鹊也。"《黄帝内经》总结了"三部九候"等脉法；《难经》则倡导"独取寸口"候脉法；张仲景确立了"平脉辨证"的原则。至西晋王叔和撰成我国现存最早的脉学专著《脉经》，分述三部九候、寸口脉法等，确定了二十四种脉象，为后世所本。此后历代医家均有研究，进行脉理辨析和临证印证，脉诊不断发展。

3.1.1.1 疮疡诊断重视脉诊

"虽疮疡为有形之症，然亦必先审乎脉。脉也者，气血之运也。"❶ 脉象与脏腑气血密切相关，脏腑气血发生病变，血脉运

---

❶《外科发挥·叙》。

行受到影响，其脉必有变化。人有老少强弱之别，而脉亦有盛衰虚实之异。故疗病治疮疡，皆当先辨其有余不足，而为主客缓急之治。

薛氏临床诊病，注意四诊合参，尤其重视脉诊。薛氏将脉象提至特别重要的地位，他说："脉者，人身之造化，病机之外见，医家之准绳，不可不精究而熟察。"❶ 在《外科枢要》和《外科心法》中均开篇首论疮疡 26 脉之所主，详细论述了 26 脉的脉位、脉数、脉形、脉势、各脉主病等。通过脉象，判断疮疡的病位、病势、虚实、阴阳，并据此确定治则治法，推断进退良恶预后。如其所论洪脉之诊："似浮而大，按举之则泛泛然满三部，其状如水之洪流，波之涌起。其主血实积热疮肿。论曰：脉洪大者，疮疽之病进也。如疮疽结脓未成者，宜下之。脓溃之后，脉见洪大则难治。若自利者，不可救也。"由此可知洪脉之脉形、脉势；洪脉所主疮疡病证之病位在血分，病势正进，多属阳实证，治疗应下之。如脓溃后见到洪脉则难治，若再兼有自利之症，则预后很差。再如："数脉之诊，按之则呼吸之间，动及六至，其状似滑而数也。若浮而数则表热，沉而数则里热也。又曰：诸数为热。仲景曰：脉数不时见，则生恶疮也。又曰：肺脉俱数，则生疮也。诊诸疮洪数者，里欲有脓结也。"说明浮脉而数者，则表有热；沉脉而数者，则里有热；脉数不时见则容易生疮疡；若诸疮疡病又见脉洪数，是疮将要成脓的表现。

此外，薛氏在论述各种外科病证时，每一病名下，均先列脉证、治则；在其所附病案中，几乎每例病案都有对患者脉象的描述，并以此作为确定治则、遣方用药的依据，由此可见薛氏对于脉诊的重视。

3.1.1.2　应用脉诊经验

脉诊虽居四诊之末，但它最具中医特色。《素问·脉要精微

---

❶《外科枢要·卷一·论疮疡二十六脉所主》。

论》明确提出"微妙在脉，不可不察"[34]。《景岳全书·脉神章》言及"凡诊病之法，固莫妙于脉"[35]。然而，脉诊是一种理论性极强，操作极为细致、感悟要求很高的诊病方法，必须具有相当的基础和熟练度，才能通过脉象把握人体脏腑功能、气血、阴阳的综合信息，正确诊断疾病。薛氏在长期、大量临床实践中，熟练掌握了脉诊的方法和技巧，积累了丰富的经验，取得了良好的诊治效果。

（1）判断病邪深浅、病性虚实　薛氏用于判断病邪深浅、病性虚实的脉诊经验："滑数浮洪，沉紧弦涩。皆其候也。盖浮数者，邪气在表也。沉涩者，邪气深也。❶ 以下两则医案体现了病性虚实诊治的经验。

例如，福泉黄吏部，肩患毒，发热恶寒，大渴烦躁，似有余之证，其脉虽大而无力，却属不足，用当归补血治之。（《外科发挥·卷三·鬓疽》）

又如，吾乡周都宪，两腿作痛，形体清癯，肝脉弦数，却属有余之证，用龙胆泻肝汤治之并愈。（《外科发挥·卷三·鬓疽》）

薛氏不为患者的外在表现所左右，根据其脉诊所得，而辨为或虚或实之证，然后据此施治，且获良效。薛氏还引前人论述加以阐发："齐氏云：疮肿之证，若不诊候，何以知阴阳勇怯，血气聚散邪！"❷ 脉洪大而数者，为实；细微而数者，为虚。脉沉实者，其邪在脏；浮大者，其邪在表。故"诊候之道，其可缺邪"。

（2）推断疾病部位、成脓与否　对于推断疾病部位、成脓与否，薛氏同样具有丰富的实践经验，如其所言："至于脏腑肠胃内疮内疽，其疾隐而不见，目既不见，手不能近，所为至难。可

---

❶《外科心法·卷一·论时毒》。

❷《外科发挥·卷三·鬓疽》。

以诊其脉而辨之，亦可知矣。"❶ 如有患胃脘痛者，当候胃经之脉。人迎属于胃经脉，若其脉洪数，则脓已成，应急排之；如果脉迟紧，虽脓未成，但已有瘀血，宜急下之；不然，则邪毒内攻，腐烂肠胃，不可救治。

（3）推断疾病预后　薛氏还将脉诊运用于推断疾病的预后、转归，其非常重视对外科疾病预后的判断，他认为疮疽证候，善从恶逆，不可不辨。他将宋代陈自明在《外科精要》中提出的反映疮疡病不同预后的五善七恶之证，论述得更为明确而具体，并指出每一证候的临床意义、治疗方药等。他认为"五善之中，乍见一二善证，疮可治也。七恶之内，忽见一二恶证，宜深惧之"。且指出"此善恶之证，于诊脉之中，亦可知也"❷。总的来讲，大凡脓溃之后，而烦疼尚未痊者，诊其脉洪滑粗散，则难痊；微涩迟缓，易痊。由此可知薛氏对于脉诊运用之娴熟，真不愧为行家里手。

（4）鉴别诊断疾病　脉象也是薛氏鉴别诊断疾病的一个重要依据，如其在论述肺痈、肺痿时所言："咳唾脓血，脉数虚者，为肺痿；数实者，为肺痈。"❸ 由此可见，脉诊之于诊治疾病是非常重要且必要的。

（5）应用于妇人外科　妇科疾病多病在气血虚弱和失调，薛氏脉诊也反映了这一特点，通过脉诊了解病人气血实际状况，并据此施治。

例如，一妇人久郁，左乳内结核如杏，三月不消，心脉涩，脾脉大，按之无力，此肝脾气血亏损，以八珍加贝母、远志、香附、柴胡、青皮、桔梗，五十余剂而消。（《校注妇人良方·卷二十四·妇人乳痈乳岩方论第十四》）

患者久郁，乳内结核，心脉涩，脾脉大，按之无力，薛氏根

---

❶《外科心法·卷二·辨脓法》。

❷《外科心法·卷一·辨疮疽善恶法》。

❸《外科发挥·卷四·肺痈肺痿》。

据脉象表现诊断为肝脾气血亏损，以八珍汤加贝母、远志、香附、柴胡等药，补益气血，散结消肿，理气解郁而愈。

又如，一妇人久郁怒，胸胁内股外臁各结核，寒热往来，经候不调，胸隔不利，饮食少思，大便不调，左关弦洪，左寸弦数，右关弦紧，右寸弦浮。余谓左关弦洪，肝经热也；左寸弦数，木生火也；右关弦紧，肝克脾也；右寸弦浮，木侮金也。法当生肝血，遂用加味四物汤而诸症退，用加味逍遥散而经候调，用加味归脾汤而全愈。（《校注妇人良方·卷二十四·妇人结核方论第四》）

根据患者脉象表现，薛氏认为此因久郁怒亏损肝脾，致肝脾血虚，兼有肝火，治以加味四物汤以养肝血、清肝火，加味逍遥散、加味归脾汤以调补肝脾，养血清热而愈。

（6）应用于小儿外科　一般来说，儿科疾病的诊断较少凭脉，因其多变难以把握之故。薛氏也有同样的认识，如其在论述小儿脉法时所言："若凭寸口之浮沉，必乃横亡于孩子。须明虎口辨别三关消详，用药始无差误……四岁以下，用一指依转寻三部，以关为准。七八岁移指少许。九岁次第依三关部位寻取。十一、十二岁亦同。"小孩到十四五岁时，才可根据大方脉部位诊视。薛氏指出"凡看脉先定浮沉迟数、阴阳冷热，沉迟为阴，浮数为阳"。另外，还需兼看部位、面色，如"青主惊风，白主虚泻，赤主痰热，黑色病甚，黄主脾疳，以此相按，察病治疗，庶无误矣"❶，确属经验之谈。

如薛氏对于小儿诸疳口疮的诊治，积累了丰富的经验，认为若发热作渴饮冷，额间色赤，左寸脉洪数，属心经，先用导赤散清心火，次用地黄丸滋肾水。若寒热作渴，左颊青赤，左关脉弦洪，属肝经，先用柴胡栀子散清肝火，次用六味地黄丸生肝血。若两腮黄赤，牙龈腐烂，大便酸臭，右关脉洪数，按之则缓，属脾经，用四味肥儿丸治脾火，以五味异功散补脾气。若发热咳

---

❶《保婴撮要·卷一·脉法》。

嗽，右腮色赤，右寸脉洪数，按之涩，属肺经，先用清肺饮治肺火，再用五味异功散补脾胃。若发热作渴，两额黧色，左尺脉数，属肾经不足，先用六味地黄丸以生肾水，次用补中益气汤以生肺气。可见，对于此病，薛氏结合脉象、面色、部位，及其他临床表现等进行综合分析而判断其属于何经，然后对证施治，或清火，或补虚，且获良效。

总的来说，薛氏重视临床实践，善于总结治验，在外科疾病诊治中重视对脉诊的运用，在脉诊方面积累了非常丰富的经验，改善了外科疾病忽视脉诊的状况，对于后世外科医家重视脉诊具有积极的指导作用，提高了外科疾病临床疗效。

3.1.2　外科疾病望诊经验

望诊对于外科疾病，无论是局部症状还是全身状况，乃至色泽等，都极为重要。在望诊方面，薛氏既注意望局部表现，也注意全身状态，尤其在局部望诊方面积累了丰富经验。如乳腺疾病多种，善恶难辨，而乳腺癌的早期诊断更难且尤为重要，薛氏通过大量的临床实践观察，指出乳房生肿块，不论时日，"凡势下陷者，皆曰乳岩，盖其形岩凸似岩穴也，最毒。慎之"[1]。将肿块处皮肤的内陷作为乳腺癌诊断的指标，这与现代医学的观点有相似之处。现代医学认为随着乳房癌肿的增大，瘤体周围组织有反应性增生，使这些部位的皮肤变得外凸，同时，当癌瘤浸润到乳房悬韧带和乳腺导管时，就会引起该韧带的收缩。由于韧带不能跟随癌瘤增大，致使肿瘤表面的皮肤受到牵拉而出现凹陷，这样就形成了一个浅表性的皮肤凹陷，外形酷似人面颊上的酒窝，故名"酒窝征"。酒窝征是乳腺癌的早期信号，薛氏早在四百八十多年前就注意到了这一点，的确是一个非常了不起的发现。薛氏临床望诊之细致、精微，由此可窥一斑。

此外，薛氏还发明了一些其他的诊断方法，如其在检查发背

---

[1] 《外科发挥·卷八·乳痈》。

是否透膜时所言："若背疽大溃，欲验穿透内膜者……但以纸封患处，令病者用意呼吸，如纸不动者，未穿透也。"❶ 这在当时来说，是相当先进的检测手段。

3.1.3 注重鉴别诊断

薛氏强调疾病的鉴别诊断，如其在论述疬疡（麻风病）类症时，将"与疬形状相似而所因不同"者，共 13 证，如肾脏风、赤白游风、服辛热药引起的眉发脱落等一一列出，并详细分析了其病因、病机，以及临床治疗用药等，以与麻风病相区别。

又如对于发痉一症，薛氏认为除可见于破伤风感染后，还可见于临床多种疾患，如疬疡热毒内盛、疔疮走黄等均可见到烦躁、牙关紧闭等不同程度的神经精神症状；痈疽溃后，筋糜肉烂，脓血大泄，亡血过多，筋无所养，也可出现牙关紧闭、四肢劲强或腰背反张、肢体抽搐等发痉症状，薛氏认为"此气血俱虚而传变，虽与破伤风相类，而主治之法，当大补气血"。并强调说："设若不审是非而妄药之，则误矣。"❷

由此可见，薛氏在临床诊治时是非常重视相类疾病的鉴别诊断的，以期辨证准确，对证治疗。此外，薛氏也根据脉象进行疾病的鉴别诊断，如其在论述肺痈肺痿时所言："咳唾脓血，脉数虚者，为肺痿；数实者，为肺痈。"❸

薛氏在《女科撮要》中对于乳痈与乳岩的鉴别，见解尤为精当。如其所言："妇人乳痈，属胆胃二腑热毒，气血壅滞。故初起肿痛，发于肌表，肉色𤍠赤，其人表热发热，或发寒热，或憎寒头痛，烦渴引冷，用人参败毒散、神效瓜蒌散、加味逍遥散治之，其自消散。若至数日之间，脓成溃窍，稠脓涌出，脓尽自愈……乳岩属肝脾二脏郁怒，气血亏损，故初起小核，结于乳

---

❶《校注外科精要·卷上·背疽肿漫寻头灸法第六》。

❷《外科枢要·卷三·论类破伤风症》。

❸《外科发挥·卷四·肺痈肺痿》。

内，肉色如故，其人内热夜热，五心发热，肢体倦瘦，月经不调，用加味归脾汤、加味逍遥散、神效瓜蒌散，多自消散。若在苒日月渐大，垒岩色赤，出水腐溃深洞，用前归脾汤等药，可延岁月。若误用攻伐，危殆迫矣。"❶ 将二者从所属脏腑、虚实、外在症状、发病部位、颜色、预后等各个方面进行了详细的对比论述，特征明显，让人一目了然，切中实用。大致来讲，乳痈为急性病证，预后一般良好；乳岩即乳癌，属慢性病证，预后不良。

3.1.4 把握疾病预后

薛氏非常重视对外科疾病预后的判断，他认为疮疽证候，善从恶逆，不可不辨。他将陈自明在《外科精要》中提出的反映疮疡病不同预后的五善七恶之证，论述得更为明确而具体，并指出每一证候的临床意义、治疗方药等。他认为"五善之中，乍见一二善证，疮可治也。七恶之内，忽见一二恶证，宜深惧之"❷。指出"五善见三则瘥，七恶见四则危"❸。这在急救手段并不健全的古代，对于及早采取预防措施具有非常重要的意义。

例如，一小儿患囊痈久不愈，面色㿠白，左颊为甚。余谓前症属肝木，面白属肺金，左颊属肝经，乃金来克木为贼邪，况小便如淋，乃肝肾二经之气绝也，辞不治，后果殁于金旺之日。（《保婴撮要·卷十四·囊痈》）

对此，薛氏还预设到："盖肝为肾之子，肾为肝之母，设预为调补肾水，必不致于危也。"由此可见其对疾病预后的重视。

又如，对于疮疡腐肉不溃，薛氏提出"斯人气血充盛，而疮易起易敛，使医者逆知，预为托里，必无此患"❹。再如，对于患疽作渴之恶症，薛氏说："苟能逆知其因，预服加减八味丸、

---

❶《女科撮要·卷上·乳痈乳岩》。

❷《外科心法·卷一·辨疮疽善恶法》。

❸《外科枢要·卷一·论疮疡五善七恶主治》。

❹《外科枢要·卷一·论疮疡去腐肉》。

补中益气汤，以滋化源，可免后患。"❶ 这些均体现了薛氏重视疾病预后的特点。

3.2 治疗经验与特色

建立在整体观念与辨证论治基础上的外科内治方法，在明代得到了极大的发展，这与薛氏的努力是分不开的。宋元时期的外科内治虽然出现了不少辨证思想，但大多数医生还是着眼于局部治疗。薛氏不仅讲求辨证，而且对治病求本、标本缓急、表里攻补等原则领会深刻，论述精辟，并以此指导治疗，在临证中加以灵活运用。结合全身情况的多样化的局部外治法，也是薛氏治疗外科疾病的重要手段，使各种传统外治法不仅得以进一步发展，而且也上升到了理论层面。

薛氏重视内治，善用托法，其托法有托散、托脓、去腐、敛疮之用，且自创托里方剂；外科疾病倡用灸法，认为灸法不仅可以扶阳促脓、去腐生肌，还能起到温散瘀结，通行气血，宣泻邪气，拔引郁毒，而使毒邪随火而散，疮疡得消等作用，临证虚实分灸，或隔物灸，或直接灸，极具特色；认为疮疡脓成，应及时针刺排脓，在适当把握用针时机、针刺深浅方面积累了丰富的经验，体会较深；提出疮疡治疗当随证用药，临机应变，在滋化源用药方面经验丰富；足三阴虚损之证，分气血阴阳之别而施治；善于结合运用内外治多种方法治疗外科疾病，内外兼治，以收全功。

3.2.1 重视内治

薛氏认为"不知外科者，无以通经络之原委；不精《内经》者，无以究阴阳之变合"❷。内外虽不同科，但其道理是一致的，

---

❶《外科枢要·卷一·论疮疡作渴》。

❷《疠疡机要·序》。

因而在外科疾病治疗上强调治病求本，以内治为主，以全身辨证为要。

例如，对于瘰疬一症的治疗，"东垣于马刀将先出者切开引流，程常用火针加追蚀药，齐德之则托之使溃，这些均为舍本逐末之法"[36]。薛氏认为，本症有属三焦肝胆二经怒火，风热血燥而致者；有系肝肾二经精血亏损，虚火内动而致者；还有因情志不遂，忧思过甚，风热邪气，内搏于肝所致者，治疗当审症求因，治其本源，故治法也相应地有表散外邪、清泻肝火、疏通行气、补气养血、滋肾水、培肝木、健脾土与切开排脓等不同。同时，薛氏还指出，劳瘵症之瘰疬，若不审脉证虚实，妄用追蚀或败毒猛剂，不只没有治疗效果，反而容易导致危证、败证。这比起宋元时代来，的确是一个很大的进步。

对于疮疡的主治之法，薛氏论述说："若肿高焮痛者，先用仙方活命饮解之，后用托里消毒散。漫肿微痛者，用托里散；如不应，加姜、桂。若脓出而反痛，气血虚也，八珍汤。不作脓，不腐溃，阳气虚也，四君加归、芪、肉桂。不生肌，不收敛，脾气虚也，四君加芍药、木香。恶寒憎寒，阳气虚也，十全大补加姜、桂。晡热内热，阴血虚也，四物加参、术。欲呕作呕，胃气虚也，六君加炮姜。自汗盗汗，五脏虚也，六味丸料加五味子。食少体倦，脾气虚也，补中益气加茯苓、半夏。喘促咳嗽，脾肺虚也，前汤加麦门、五味。欲呕少食，脾胃虚也，人参理中汤。腹痛泄泻，脾胃虚寒也，附子理中汤。小腹痞，足胫肿，脾肾虚也，十全大补汤加山茱萸、山药、肉桂。泄泻足冷，脾肾虚寒也，前药加桂、附。热渴淋秘，肾虚阴火也，加减八味丸。喘嗽淋秘，肺肾虚火也，补中益气汤，加减八味丸。大凡怯弱之人，不必分其肿溃，惟当先补胃气……疮疡之作，缘阴阳亏损，其脓既泄，气血愈虚，岂有不宜补者哉！故丹溪先生云：但见肿痛，参之脉症虚弱，便与滋补，气血无亏，可保终吉。"❶ 由此可见

---

❶《外科枢要·卷一·论疮疡当明本末虚实》。

薛氏对疮疡辨证之精到，根据其临床表现不同，而分别辨为邪气实、气血虚、阳气虚、脾气虚、阴血虚、胃气虚、五脏虚、脾肺虚、脾胃虚、脾胃虚寒、脾肾虚、脾肾虚寒、肾虚阴火、肺肾虚火等证，从而施以不同的方药进行治疗，这充分体现了其辨证思想和重视内治的特点，对外科疾病的治疗起了积极指导作用，大大提高了临床疗效。另外还可以看出，对于疮疡之病，薛己多从虚论治，或气血阴阳虚，或脏腑虚损，而各虚损病症中又以气血虚、阳气虚、脾虚、肾虚为主，体现了薛己重视先后二天，重视人体阳气，用药多温补的特点。对于虚弱之人，无论疮之肿溃，均当先补胃气，则体现了薛己对于胃气的重视，以及其治病本于胃气的特点。

3.2.2 善用托法

从治疗方法来讲，薛氏对传统的外科消、托、补内治三法均有充分的发挥，并做了细致分类，还将多种内科治疗手段应用于外科疮疡的治疗，如其所说："疮疡之症，当察经之传受，病之表里，人之虚实，而攻补之。假如肿痛热渴，大便秘结者，邪在内也，疏通之。肿焮作痛，寒热头疼者，邪在表也，发散之。焮肿痛甚者，邪在经络也，和解之。微肿微痛而不作脓者，气血虚也，补托之。漫肿不痛，或不作脓，或脓成而不溃者，气血虚甚也，峻补之。色黯而微肿痛，或脓成不出，或腐肉不溃者，阳气虚寒也，温补之。"❶ 若泥其未溃，而概用败毒之药，复损脾胃，则肿者不能成脓，溃者亦难收敛。从以上可以看出，薛氏不泥于未溃用败毒之说，具体运用了疏通、发散、和解、补托、峻补、温补等多种方法治疗外科疾病，消、托、补三法各不偏废，体现了其辨证而治的思想。

薛氏对于托法的运用，得心应手，多有发挥。"托法"又称"内托"或"托里法"。早在《刘涓子鬼遗方》中即有治痈疽"初

---

❶《外科枢要·卷一·论疮疡未溃用败毒之药》。

起高肿，发痛不定，患人喘息气粗"[37]，用"托毒散"的记载。
元代齐德之在《外科精义》中更明确指出："凡为疮医，不可一
日无托里之药。"[38] 可见"托法"在外科内治法中的重要作用。
薛氏所论各种病证中，论及托法者较多，所列临床医案中运用托
里之法而取良效者颇多。

3.2.2.1 托法有托散、托脓、祛腐、敛疮之用

关于托法的应用，齐德之在《外科精义》中提出了原则：
"夫疮疽丹肿结核瘰疬，初觉有之，即用内消之法。经久不除，
气血渐衰，肌寒肉冷，脓汁清稀，毒气不出，疮口不合，或聚肿
不赤，结核无脓，外证不明者，并宜托里。"[38] 即所谓初起用
内消，久病用托里。薛己则在自己的临床经验基础上大大发展了
这一方法的运用范围。如其所言："余尝治初结未成脓者，托而
散之；已成欲作脓者，托而腐之；脓成未溃者，托而开之；脓已
溃者，托而敛之。"❶ 可见，薛己将托法运用于疮疡的初始、作
脓、溃、敛等各个环节，又有托散、托脓、去腐、敛疮等不同
用法。

《外科发挥》开篇首句在论述肿疡时，薛氏即说："肿高焮痛
脉浮者，邪在表也，宜托之"，此托散之用也，体现了薛氏对托
法的重视以及对托法运用之灵活。薛氏对托法的运用范围更加广
泛，除了久病用托里之外，疮疡初起也用托法，以"托而散之"。

例如：一男子胸患痈，肿高焮痛，脉浮而紧，以内托复煎散
二剂，表证悉减；以托里消毒散，四剂而消。（《外科发挥·卷
一·肿疡》）

此例胸患痈，肿高焮痛，脉浮紧，邪气盛，在表，薛氏治以
内托复煎散，起到托散的作用，以防内侵；后以托里消毒散治其
痈疮而愈。

在论述脑疽时，薛氏说："不甚痛，或不作脓者，虚也，托

---

❶ 《校注外科精要·卷下·论痈疽用麦饭石膏治效第三十九》。

里为主。脓成胀痛者，针之，更以托里。"❶

例如：一妇人患脑疽，不甚痛，不作脓，以托里消毒散，脓成，针之，补以托里药亦愈。（《外科发挥·卷二·脑疽》）

此例脑疽不作脓，薛氏治以托里消毒散使脓成，起到托脓的作用；脓成之后，薛氏治以针法，使脓外出；然后又补以托里药而愈，起到敛疮的作用。

对于鬓疽，薛氏提出"作脓焮痛者，托里消毒。脓已成作痛者针之；不作脓，或脓成而不溃者，并以托里；不敛或脓清者，宜峻补"❷。

例如：一男子患鬓疽，肿痛，寒热拘急，脉浮数，以荆防败毒散，二剂表证悉退；更以托里消毒散，溃之而安。（《外科发挥·卷三·鬓疽》）

此例托里消毒散起到去腐的作用，即托而开之，使脓外泄而愈。

又如：一男子患鬓疽，脓清不敛，以托里散加五味子、麦门冬而敛。（《外科发挥·卷三·鬓疽》）

此例鬓疽脓清不敛，则为虚，宜峻补，薛氏治以托里散加五味子、麦冬托补之，起到敛疮的作用。

3.2.2.2　自创托里方剂

在薛氏各书所附内服方剂中，有许多是以"内托"或"托里"冠名者，如内托复煎散、托里消毒散、加味托里消毒散、托里散、加味托里散、托里荣卫汤、定痛托里散、神功托里散、托里温经汤、内托羌活汤、内托黄芪柴胡汤、内托黄芪酒煎汤、托里养荣汤、托里温中汤、托里当归汤、托里健中汤、托里益中汤、托里益青汤、托里清中汤、托里益黄汤、托里越鞠汤、托里冲和汤、托里回阳汤、参芪托里散、托里清肝散、人参内托散等近30首方剂。薛氏临证不仅使用前人的一些方剂，而且根据实

---

❶《外科发挥·卷二·脑疽》。

❷《外科发挥·卷三·鬓疽》。

践经验，自己也有所创新，如其中的托里健中汤、托里益中汤、托里清中汤、托里温中汤、托里益青汤、托里益黄汤、托里越鞠汤等均为薛氏自己所创制的方剂，且对其运用颇具心得。如其在论述小儿疮疡而作呕不止时所言："寒药服多而呕者，胃气伤也，用托里健中汤。食少胃寒而呕者，托里益中汤。中虚寒淫而呕者，托里温中汤。肝气乘脾而呕者，托里抑青汤。胃虚停痰而呕者，托里清中汤。胃虚自病而呕者，托里益黄汤。郁结伤脾而呕者，托里越鞠汤。"❶ 足见其辨证之精细，用药经验之丰富。

由以上可见薛氏是历代外科医家中运用"托法"的妙手，其对托法的应用得心应手，几至炉火纯青的境界。

3.2.3 应用灸法特色

灸法具有悠久的历史，至少始于春秋战国时期。例如：《庄子》中有"越人熏之以艾"，《孟子》有"七年之病求三年之艾"的记载。马王堆汉墓出土的医学帛书——《足臂十一脉灸经》和《阴阳十一脉灸经》说明灸法已经较为系统。《素问·异法方宜论》认为灸法来源于北方，其最初的产生与北方寒冷的气候条件有关，如书中所说："北方者，天地所闭藏之域也……其治宜灸焫。故灸焫者，亦从北方来。"[39] 此外，书中介绍了灸法的适应证、灸法补泻、施灸的顺序、所用的剂量、灸法的注意事项与禁忌等。后世医家在此基础上不断实践，总结经验，使之发扬光大。作为明代以前应用灸法的代表，如公元 3 世纪的《曹氏灸方》；唐代的《骨蒸病灸方》《外台秘要》《备急千金要方》《千金翼方》；宋代的《黄帝明堂灸经》《备急灸法》；元代的《痈疽神秘灸经》等医学著作，对其后灸法的应用和发展产生了重要影响。医家们之所以重视灸法，不仅是因为灸法具有良好的保健养生作用，更重要的是因为其具有特殊的治疗作用和效果。正如明代著名医家李梴在《医学入门》中所说，凡"药之不及，针之不

---

❶《保婴撮要·卷十五·作呕不止》。

到，必须灸之"[40]。可见，灸法具有区别于针、药的独特作用和疗效。

灸法疗病的优势受到了薛氏的推崇。他将灸法广泛应用于外科疾病的治疗中，取得了显著效果，并有深刻体会，如其所说："其在偏僻之处，药难导达者，惟灸法有回生之功。"❶ 薛氏有关灸法的操作方法具体，用灸形式多样，并以案例为佐证，颇具实用价值。

3.2.3.1 灸法治疗疮疡的依据

宋代陈自明在《外科精要》中指出："治疽之法，灼艾之功，胜于用药。缘热毒中鬲，上下不通，必得毒气发泄，然后解散。"[41] 譬如强盗入室，必开户以逐之。"人不幸而有此疾，适处贫困，适居僻邑村疃，难得药材，则灼艾尤为利便"[41]。薛氏认为"疮疡之症，有诸中必形诸外。在外者引而拔之，在内者疏而下之。苟或毒气郁结，瘀血凝滞，轻者药可解散，重者药无全功，是以灼艾之功为大"❷。对于毒气沉伏，或年高气弱，或服克伐之剂，气虚益甚，脓不溃者，必须借助火力以发之。凡灸法，未溃则拔引郁毒，已溃则补接阳气，祛散寒邪，疮口自合，其功甚大。可见，灸疗疮疡不仅效果显著，而且使用便利。因此，薛氏在外科疾病治疗中，特别推崇灸法。

一般认为，灸法具有温补阳气、回阳救逆、温通气血之功。关于灸疗疮疡的作用，薛氏借鉴这种认识，但又有自己的看法，如其在论述发背时指出："常治一日至四五日未成脓而痛者，灸至不痛，不痛者灸至痛。若灸而不痛，或麻木者，明灸之，毒气自然随火而散。肿硬不作脓，焮痛或不痛，或微痛，或疮头如黍者，灸之尤效。亦有数日色尚微赤，肿尚不起，痛不甚，脓不作者，尤宜多灸，勿拘日期；更服甘温托里药，切忌寒凉之剂。或瘀血不腐，亦用桑木灸之……大抵发背、脑疽、大疔、悬痈、脱

---

❶《保婴撮要·卷十二·疔疮》。
❷《校注外科精要·卷上·论隔蒜灸得效第五》。

疽、脚发之类，皆由膏粱厚味，尽力房劳、七情六淫，或丹石补药，精虚气怯所致，非独因荣卫凝滞而生也。必灸之以拔其毒。"❶ 薛氏将灸法直接用于疮疡局部，功专力宏，壮阳扶正，驱散寒邪，阴凝得消，阳气渐复，气血充足，血脉流通。气血一足，血脉畅通，则可促使疮疡迅即成脓，脓成速溃，脓溃腐去，生肌收口，疮可速愈。所以，通过灸法振奋机体阳气，抗邪有力，则疮疡治疗较易。然而，从上文也可看出，薛氏用灸法治疗疮疡，并不局限于扶阳促脓、去腐生肌的认识，他通过实践和研究发现，灸法能温散瘀结，直接通行气血，宣泻邪气，而使毒邪随火而散，疮疡得消。

3.2.3.2 灸疗疮疡的经验

薛氏敢于突破前人用灸之忌，善于用灸治疡，在其所论各种外科病症中，除药物治疗外，多采用针灸治疗疮疡，其中尤以灸法治疮疡者居多，且极具特色。灸法既可治虚，亦可治实。或直接灸，或间接灸，或用艾，或用桑木，或隔附子饼，或隔豆豉饼，方法具体，形式多样，通过对施灸材料及隔物材料的调整，从而实现或补或泻的治疗目的。如治虚，补阳促脓以桑木灸、隔豆豉饼灸、隔附子饼灸等；若治实，用以泻毒则主要用隔蒜灸。如此既可以避免直接灸之烧灼损伤，又可借助药物透达之力对疮疡局部行解毒消肿、活血行气、祛瘀生肌之功效。与内服药同用，还能增加内服汤剂之药力。如其在论述疔疮时所说："至阴之下，药力在所难到，专假药力，则缓不及事，不若灸之为良。"❷ 如此则灸药并用，内外兼治，以收全功。

（1）虚实分灸　由于人的正气有盛衰不同，疾病有虚实之异，因此，薛氏主张灸疗疮疡须详辨虚实，区别对待。根据薛氏的临床经验，要明确区分疮疡的虚实，必须把握辨脓这一关键。历代外科专家都将脓看作气血与邪气相争的产物，气血的充实与

---

❶《外科发挥·卷二·发背》。
❷《外科发挥·卷三·疔疮》。

否决定着脓的形成，脓的质和量。薛氏也认为，患者正气充足，气血旺盛，则疮疡容易迅速成脓，脓稠量多，此时患处红肿热痛，发病较为急剧，为实为热，是为阳证，看似急重，但只要"其脓一溃，诸证悉退"❶，较为易治。如果患者气血虚弱，阳气不足，则不能快速成脓，或不成脓，或脓水稀薄，或脓成不溃，或溃后不敛，此时疮疽漫肿，根深蒂硬，属虚属寒，是为阴证，病情虽不如前者急重，但往往迁延数月乃至数载，较为难治。

薛氏特别强调虚证之治，如其所言"凡疮不作脓，或不溃，或溃而不敛，皆气血之虚也。若脓清稀，尤其虚甚也"。"凡疮脓清及不敛者，或陷下，皆气血虚极也，最宜大补，否则成败证。若更患他证，尤难治愈"❷。"凡疮脓溃而清，或疮口不合，或聚肿不赤，肌寒肉冷，自汗色脱者，皆气血俱虚也，非补不可"❸。其他如"瘀肉不腐""脓后食少""陷下不敛""脉大无力，或涩微"等，皆是中气不足、阳气虚、气血俱虚或亡阳之表现。薛氏治疗此类虚损证，除内服药外，多采用桑木灸、隔豆豉饼灸、隔附子饼灸等。如此，在使用补益药物进行治疗的同时，兼用灸法以温阳补虚，扶正散邪，效果更佳。正如薛氏所说："大凡不足之症，宜大补之剂，兼灸以补接阳气，祛散寒邪为上。"❹

对于实证的治疗，薛氏主要用隔蒜灸以发泻其毒。如其所说肿疡"大痛，或不痛者，邪气实也，隔蒜灸之，更用解毒"❺。发背"焮痛，或不痛及麻木者，邪气盛也，隔蒜灸之"❻。脑疽"大痛或不痛，或麻木者，毒甚也，隔蒜灸之，更用解毒药"❼。"每治四肢患疮，气血无亏者，只以前法（隔蒜灸法）灸之皆

❶《外科发挥·卷二·发背》。
❷《外科发挥·卷三·臀痈》。
❸《外科发挥·卷一·溃疡》。
❹《外科心法·卷四·漏疮》。
❺《外科发挥·卷一·肿疡》。
❻《外科发挥·卷二·发背》。
❼《外科发挥·卷二·脑疽》。

愈"❶。薛氏将隔蒜灸法广泛地应用于发背、疔疮、臀痈、脱疽、瘰疬、脑疽、乳痈、乳岩、脚发等各种外科病症，其痛者灸至不痛，不痛者灸至痛。其灸而痛者，先及其未溃，所以痛，而次及将溃，所以不痛；灸而不痛者，先及其溃，所以不痛，而后及良肉，所以痛。如此则毒随火而散，盖火以畅达，拔引郁毒，此从治之法，有回生之功。陈自明在《外科精要》中指出"但头上见疽，或项以上见疽，则不可用此法（隔蒜灸法），灸反增其疾"[41]。对此，薛氏注曰："其头项患者，亦宜灸之，但艾炷宜小，而少其壮数为善。"❷ 因头为诸阳所在，头项部患疮者，前人多避开患部，而采用骑竹马灸，或足三里穴灸之。薛氏不囿于此，敢于突破前人用灸之忌，对于头项部患疮者，采用艾炷小、壮数少的方法对其患部进行灸疗，且获良效，这是薛氏超越前人的地方。如此，则灸法的使用范围更加广泛，促进了灸法在外科疾病中的应用和发展。

（2）隔物灸法　隔物灸又称间接灸，是指在艾炷与皮肤之间隔垫上某种材料而施灸的一种方法。此法首载于晋代葛洪的《肘后备急方》，后来不断发展，历代医籍中所载述的间接灸有四十余种，广泛应用于治疗多种疾病。隔物灸法既可避免直接烧灼之不便，又可借所用隔垫药物的透达之力增强对疮疡局部的解毒消肿、祛瘀生肌之效，可谓一举两得。

薛氏在前人经验的基础上，大量研究与实践了隔物灸法在外科疮疡治疗中的应用，取得了显著成效。

①隔蒜灸法：将大蒜去皮，切三文钱厚，安患处，用艾炷于蒜上灸之，三壮换蒜复灸，未成者即消，已成者亦杀其大势。如疮大，用蒜杵烂摊患处，将艾铺蒜上灸之，蒜败再易，仍服托里之剂。如不痛，或不作脓，或不起发，及疮属阴证者，尤当多灸。灸而仍不痛，不作脓，不起发者不治，此气血虚极也。惟患

❶《校注外科精要·卷上·论隔蒜灸得效第五》。
❷《校注外科精要·卷上·论隔蒜灸得效第五》。

在头面者，不宜多灸。

此法可治一切疮毒邪盛正实之证，尤以大痛，或不痛，或麻木者为宜。如痛者灸至不痛，不痛者灸至痛，其毒随火而散。盖火以畅达，拔引郁毒，此从治之法，有回生之功。另外，也可用于蝎、蛇、蜈蚣、狂犬咬伤的患者。

薛氏在很多医案中均采用了隔蒜灸法以发泻其毒，且灸法多与清热解毒之剂，或托里消毒药，或外敷药等结合使用。如用隔蒜灸而不痛者，则需明灸患处，方能解毒消肿。

例如：一男子臀痈，肿硬痛甚，隔蒜灸之，更服仙方活命饮二剂痛止，更以托里消毒散脓溃而瘥。（《外科发挥·卷三·臀痈》）

患者臀痈，肿硬痛甚，薛氏治以隔蒜灸法，以拔引郁毒，仙方活命饮则为薛氏通治疮疡之神剂，薛氏认为其能治一切疮疡，为止痛、消毒之圣药，再以托里消毒散补托之，脓溃而瘥。

又如：一男子，患发背，焮痛如灼，以隔蒜灸三十余壮，肿痛悉退，更以托里消毒药而愈。（《外科心法·卷六·灸法总论》）

此患者发背而焮痛如灼，治以隔蒜灸法发泻其毒，再以托里消毒药而痊。

再如：一男子足趾患脱疽，大痛，色赤而肿，令隔蒜灸至痛止。以人参败毒散去桔梗，加金银花、白芷、大黄而溃，更以仙方活命饮而痊。（《外科发挥·卷四·脱疽》）

此例脱疽大痛、赤肿，治以隔蒜灸法而痛止，又以人参败毒散、仙方活命饮之类而痊。对此，薛氏强调说："此证形势虽小，其恶甚大，须隔蒜灸之。不痛者，宜明灸之，庶得少杀其毒。"提出"此患不问肿溃，惟隔蒜灸有效。""夫至阴之下，血气难到，毒易腐肉，药力又不易达；况所用皆攻痛之药，未免先于肠胃，又不能攻敌其毒。不若隔蒜灸，并割去，最为良法"❶。可

---

❶《外科发挥·卷四·脱疽》。

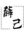

见，对于脱疽，薛氏认为因其患病部位在至阴之下，血气难到，药力难达，故惟用隔蒜灸法有效，若有失解其毒，致肉死色黑者，应"急斩去之，缓则黑延上，是必死"。

由此可见薛氏对于隔蒜灸法应用之纯熟，对于多种外科疾病均采用了此法进行治疗，以拔引郁毒，消肿止痛。

②隔豆豉饼灸法：以江西豆豉为末，唾津调和作饼，如钱大，厚如三文钱，置患处，加艾壮于饼上，灸之。饼若干，再用唾津和作。若背疮大者，用漱口水和饼覆患处，铺艾于上灸之。如未成者，用之即消；已成者，虽不全消，其毒顿减。

此法可治疮疡肿硬不溃，或溃而不敛，并一切顽疮恶疮。主要用于疮疡气血亏虚、阳气虚、中气不足等虚证，症见疮不作脓，或肿硬不溃，或溃而不敛，或脓清稀等。

例如：一男子臂患痈，不作脓，灸以豆豉饼，及饮托里药三十余剂而溃，又月余而廖。（《外科发挥·卷一·肿疡》）

此患者臂痈不作脓，阳气亏虚，薛氏治以隔豆豉饼灸法，借助药物和艾灸的作用，以补阳促脓，再饮托里药而愈。

又如：一男子患臀痈，溃而脓清不敛，以豆豉饼灸之，更饮十全大补汤，两月余而痊。（《外科发挥·卷三·臀痈》）

患者溃而脓清不敛，气血亏虚，故以豆豉饼灸法温补阳气，兼服十全大补汤，补益气血而愈。

再如：一童子腋下患痈，不敛脓清，脉大倦怠，懒食少寐，自汗口干。以内补黄芪汤，及豆豉饼灸之，两月而愈。（《外科发挥·卷一·溃疡》）

此为患痈溃后，中气不足，阴血亏虚，薛氏治以内补黄芪汤，及豆豉饼灸法温阳补气，益血生津而愈。

③隔附子饼灸法：将炮附子去皮脐，研末，以唾津和为饼，置疮口上，将艾壮于饼上，灸之。每日灸数壮，但令微热，勿至热痛。如饼灸干，用唾津再和灸之，以疮口活润为度。

此法可治溃疡，气虚不能收敛，或风邪所袭，气血不能运于疮口，以致不能收敛者。也可用于治疗体虚而疮陷之症，其运用指征一般是疮口紫陷，久而不愈，脓水清稀，或肿下软漫，恶寒，或手足逆冷，脉细如丝、脉沉弱等阳虚表现者。

例如，一妇人患臂痈，疮口紫陷，脓清不敛。彼以为毒末尽，欲服攻毒之剂。余谓：疮疡之证，肿起坚硬，脓稠者，实也；肿下软漫，脓稀者，虚也。遂用附子饼灸之，及饮十全大补汤，百剂始愈。（《外科发挥·卷一·溃疡》）

患者患臂痈，疮口紫陷，脓清不敛，为大虚之候，故薛氏治以附子饼灸法，及十全大补汤百剂而愈。

又如：一妇人腿痈，久而不愈，疮口紫陷，脓水清稀，予以为虚。彼不信，乃服攻里之剂，虚证蜂起。复求治，令灸以附子饼，服十全大补汤百余贴而愈。（《外科发挥·卷三·臀痈》）

此例腿痈疮口紫陷，气血虚极，薛氏令灸以附子饼，服十全大补汤大补气血而愈。对此，薛氏强调说："凡疮脓清及不敛者，或陷下，皆气血虚极也，最宜大补，否则成败证。若更患他证，尤难治愈。"

④ 隔香附饼灸法：用香附为末，酒和，量疮大小做饼覆患处，以热熨斗熨之，未成者内消，已成者自溃。若风寒湿毒，宜用姜汁作饼。香附味辛，微苦，理气活血，酒调后又以艾灸熏之，可使气血通达。

此法可治疗瘰疬流注肿块，或风寒袭于经络，结肿作痛，属气血壅滞之症。

例如：一男子腿患肿，肉色不变，亦不作痛。此真气虚也，以补中益气加茯苓、半夏，少佐以枳壳、木香，外用香附饼熨之。彼谓气无补法，乃服流气饮，胃气愈虚。余用六君子加芎、归数剂，饮食少进；再用补剂，月余而消。（《外科枢要·卷二·论流注》）

患者腿肿，肉色不变，亦不作痛，属真气虚损，却服流气饮，致胃气愈虚，薛氏治以补中益气加理气活血、健脾化痰之药，兼用隔香附饼灸法以温阳补虚、畅通气血，再以六君子汤等补益脾胃，滋其化源，元气回复而愈。

又如：刘文通室，年愈二十，腰间突肿寸许，肉色不变，微肿不溃，发热脉大。此七情所伤，气血凝滞，涩于隧道而然也。当益气血，开郁结，更以香附饼熨之，使气血充畅，内自消散，不消虽溃亦无虞。不听，乃服十宣、流气之药，气血愈虚，破出清脓，不敛而毙。（《外科心法·卷四·流注》）

流注多由元气亏损，气虚血注而凝所致，当补益气血，兼以香附饼灸熨以畅通气血，补接阳气，患者却服十宣、流气之药，致气血愈虚而殁，临证当慎用。

⑤隔木香饼灸：木香五钱，生地黄一两。木香为末，地黄杵膏和匀，量患处大小作饼，置患处，以热熨斗熨之，或置艾火施灸，肿痛悉退。

此法可治一切气滞结肿，或痛或闪肭，及风寒所伤作痛，并效。

例如：一妇人久郁，右乳内结三核，年余不消，朝寒暮热，饮食不甘。此乳岩也，乃七情所伤肝经，血气枯槁之症，宜补气血、解郁结药治之，遂以益气养荣汤百余剂，血气渐复，更以木香饼灸之，喜其谨疾，年余而消。（《外科发挥·卷八·乳痈》）

此例乳岩，即乳癌，薛氏治以益气养荣汤百余剂，以补益气血、解郁散结，再以木香饼灸之，以行气散肿而消。可知即使对于乳癌这样的难治之证，薛氏也积累了丰富的经验，由此可见薛氏医术之精湛，疗效之显著。

（3）直接灸法

①桑木灸法：用桑木燃着，吹熄焰，以灸患处，每次灸片时，以瘀肉腐动为度，日三五灸，以消肿溃。若腐肉已去，新肉生迟，宜灸四畔。

此法可治痈疽发背不起，或瘀肉不腐，及阴疮、瘰疬、流注、臁疮、顽疮、恶疮等症。可以治虚补阳促脓，拔毒止痛。李时珍曾说："桑木能利关节，养津液，得火则拔引毒气，而祛逐风寒，所以能去腐生新。"[42] 大体来讲，此法若未溃则解热毒、止疼痛、消瘀肿，已溃则补阳气、散余毒、生肌肉。其阳证肿痛甚，或重如负石，初起用此法，出毒水，即内消；其日久者用之，虽溃亦浅，且无苦楚。薛氏推崇此法，且感叹道："惜患者不知有此，治者亦不肯用此也。"❶

例如：一男子溃而瘀肉不腐，以参、芪、归、术峻补气血，更以桑木灸之，腐而愈。（《外科发挥·卷一·溃疡》）

此例疮溃而瘀肉不腐，薛氏治以大补之剂，更以桑木灸之，以拔引郁毒，去腐生新而痊。

又如：一妇人患发背半月余，尚不发起，不作脓，痛甚脉弱，隔蒜灸二十余壮而止，更服托里药，渐溃脓清。而瘀肉不腐，以大补药，及桑柴灸之渐腐，取之而寻愈。（《外科发挥·卷二·发背》）

对于发背一症，薛氏指出"若瘀肉不腐，或脓清稀，不焮痛者，急服大补之剂，亦用桑木灸之，以补接阳气，解散郁毒"❷。此例发背半月余，尚不发起，不作脓，痛甚脉弱，属阳气亏虚，薛氏治以隔蒜灸法而痛止；服托里药补阳促脓，渐溃脓清；而瘀肉不腐，以大补药，及桑柴灸之，补接阳气，解散郁毒，渐腐而愈。

由上可见，桑木灸法对于瘀肉不腐之症效果非常显著。

②骑竹马灸法：是一种操作较为特殊的艾灸法，主要用于治疗各类痈疽。首载于宋代的《卫济宝书》，《备急灸法》中也附收此法。后世医家在实践中对其具体操作之法有不同程度的改进。其操作方法是：先令病患以肘凭几，竖臂腕，腰直，用篾一条，自臂腕中曲纹尽处，男左女右，贴肉量起，直至中指尖尽处为则，不量指甲。却用竹杠一条，令一人脱衣骑定，令身正直，前后用二人扛起，令脚不到地。又令二人扶定，勿令僵仆。却将所量臂腕篾，从其扛坐处尾骶骨尽处，直竖竹上，贴脊背量至篾尽处，则用墨点定。此只是取中，非灸穴也。却用薄篾作则子，量病患中指节，相去两横纹为则，男左女右，截为一则，就前所

---

❶《外科枢要·卷四·治疮疡各症附方》。

❷《外科发挥·卷二·发背》。

点记处，两边各量开一则尽处，即是灸穴。两穴各灸五壮或七壮，不可多灸。

此法主治一切疮疡，可使心火流通而毒邪得散。不问痈生何处，并用此法灸之，无不愈者。可视其疽，发于左则灸左，发于右则灸右，甚则左右皆灸。盖此二穴，心脉所过处。《素问》云："营气不从，逆于肉理，乃生痈肿。"又云："心主血。心气滞则血不行，故逆于肉理，而生痈肿。"灸此穴，使心火调畅，血脉流通，即能奏效，有起死回生之力。此衡量所取之穴在膀胱经膈俞穴附近，血会膈俞，心主血脉，故可泻心火、理血分，而"诸痛痒疮，皆属于心"，故可治一切疮疡。

例如：张锦衣，年逾四十，患发背，心脉洪数，势危剧。经云："心脉洪数，乃心火炽甚，诸痛痒疮疡，皆属心火，心主血，心气滞则血不行，故生痈也"。骑竹马灸穴，是心脉所由之地，急灸之以泻心火，隔蒜灸以拔其毒，再以托里消毒，果愈。（《外科心法·卷三·用十宣败毒流气宣泄药》）

患者发背势危，心脉洪数，骑竹马灸穴是心脉所由之地，薛氏急灸此穴以泻心火，再以隔蒜灸法以拔其毒，服托里消毒药而愈。

③ 明艾灸法：将艾直接置于皮肤上灸之。用于因隔物灸而无效者，适于元气不足，积毒炽盛者。

例如：一男子左手背患疔疮，是日一臂麻木，次日半体皆然，神思昏愦。遂明灸二十余壮，尚不知痛；又三十余壮，始不麻；至百壮始痛，以夺命丹一服肿始起；更用神异膏及荆防败毒散而愈。（《外科发挥·卷三·疔疮》）

此例手背疔疮，致半体麻木、神思昏愦，薛氏采用了明灸法、内服药、外敷药法等多种方法进行治疗，内外合治，以收全功，其对于明灸法的运用更是颇具心得。

又如：曹工部，发背已十八日，疮头如粟，疮内如锥痛极，时有闷瞀，饮食不思，气则愈虚。以大艾隔蒜灸十余壮，尚不知，内痛不减。遂明灸二十余壮，内痛悉去，毒气大发，饮食渐

进。更以大补药，及桑木燃灸，瘀肉渐溃。（《外科心法·卷六·灸法总论》）

此例发背患久，疮头如粟，疮内痛极，时有闷瞀，饮食不思，治以隔蒜灸法不应；遂采用明灸法，内痛去，毒气大发；再服大补药补益阳气，加桑木灸法，瘀肉溃而愈。可见，薛氏综合运用了隔蒜灸、明艾灸、桑木灸，以及内服补益药的方法治疗，而获全效，体现了薛氏对于灸法运用之娴熟。

综上所述，薛氏长于灸治疮疡，积累了丰富的经验，并且在理论上做了发挥，充分肯定了灸法在外科病中的应用，对灸法的发展做出了重要贡献，对后世产生了深远的影响。当然，薛氏以灸法治疗外科疾病，并非单纯使用灸法，而是根据实际情况，常常配合内服汤药的方法，内外合治，以收桴鼓之效。这些经验，均值得深入研究和应用。

3.2.4 运用针砭法

外治法中，除灸法外，薛氏还善于运用针、砭穿刺之法，以急泄其毒。对于疮疡是否需要切开引流，或仅用药物治疗，或需要使用手术治疗等，众多医家流派曾出现过激烈的争论。有不少医家反对刀针之术，主张保守治疗，或因患者畏针而不用，终致"脓已成而不得溃，或得溃而所伤已深矣，卒之夭亡者，十常八九"。薛氏不为前人藩篱所囿，大胆提出"疮疡一科，用针为贵"❶ 的独到见地。

3.2.4.1 疮疡脓成，应及时针刺排脓

薛氏主张疮疡脓成之后，应该及时针刺排脓，急泄其毒，必要时加以药引，使之引流畅通，务使脓液排尽。否则，毒气无从而解，脓瘀无从而泄，反攻于内，而成难治之证。

如其在论述发背时说："常观患疽，稍重未成脓者，不用蒜灸之法，及脓熟不开，或待腐肉自去，多致不救。大抵气血壮

---

❶《外科心法·卷六·针法总论》。

实，或毒少轻者，可假药力，或自腐溃。怯弱之人，热毒中隔，内外不通，不行针灸，药无全功矣。"故"此证若脓已成，宜急开之；否则重者溃通脏腑，腐烂筋骨，轻者延溃良肉，难于收功，因而不敛多矣"❶。发背疮溃或切开后，若脓未流尽，则用纸作捻，蘸乌金膏，纳入疮内引流。

以下几则医案体现了薛氏"疮疡脓成，应及时针刺排脓"的观点。

例如：沈氏室乳痈脓成，予为针刺及时，不月而愈。(《外科心法·卷三·脓溃论》)

此例乳痈脓成，及时针刺排脓，很快痊愈。

又如：黄上舍腿痈脓熟，恶针，几至危殆，予为刺之，大补三月而愈。(《外科心法·卷三·脓溃论》)

此例腿痈脓熟，因恶针，延误了针刺时机，几至危殆，后薛氏为其针刺排脓，服大补药三个月方愈。

又如：练千兵腿痈，脉证俱弱，亦危甚矣，予治以托里得脓，急使针刺。彼固不从，致脓水开泄淋漓，不能收敛而久……予谓其决不起，果然。(《外科心法·卷三·脓溃论》)

此例腿痈，脉证俱弱，势危甚，薛氏治以托里而得脓，应急针刺排脓，患者不从，致脓水开泄淋漓，不能收敛而久，气血沥尽而亡。薛氏认为疮疡脓成之时，若待其自穿，则"少壮而充实者，或能自解；若老弱之人，气血枯槁，兼或攻发太过，不行针刺，脓毒乘虚内攻，穿肠腐膜，鲜不误事"❷。

再如：一男子脓熟不溃，予欲针之，补以托里。彼不信，乃服攻毒药，及致恶心少食，始悟而用针。更以六君子汤，加藿香、当归四剂，稍可；再以加味十全大补汤，数剂而敛。(《外科发挥·卷一·肿疡》)

此例脓熟不溃，当针之以排脓，不从，服攻毒药，致恶心少

---

❶《外科发挥·卷二·发背》。
❷《外科心法·卷三·脓溃论》。

食，始用针，再以六君子汤、加味十全大补汤之类疮敛而愈。对此，薛氏强调说："凡疮脓熟，不行针刺，脓毒侵蚀，轻者难疗，重者不治。老弱之人，或偏僻之处，及紧要之所，若一有脓，宜急针之，更以托里，庶无变证。"❶

薛氏指出"凡人背近脊并髀，皮里有筋一层，患此处者，外皮虽破，其筋难溃，以致内脓不出，令人胀痛苦楚，气血转虚，变证百出。若待自溃，多致不救。必须开之，兼以托里。常治此证，以利刀剪之，尚不能去，似此坚物，待其自溃，不亦反伤，非血气壮实者，未见其能自溃也"❷。

例如，一老妇患发背，初生三头，皆如粟，肿硬木闷烦躁，至六日，其头甚多，脉大，按之沉细，为隔蒜灸，及托里，渐起发，尚不溃；又数剂，内外虽腐，惟筋所隔，脓不得出，致胀痛不安。予谓：须开之。彼不从，后虽自穿，毒已攻深矣，亦殁。（《外科发挥·卷二·发背》）

此例发背，肿硬木闷烦躁，脉大而沉细，薛氏治以隔蒜灸法，服托里药，渐起发，但不溃，后虽溃脓不得出，致胀痛不安，薛氏以为须急开之以排脓，使毒有出路，不从，后虽自穿，毒已攻深，终殁。

可见，脓成之后，及时针刺排脓是非常重要且必要的，否则毒无出路而深陷于内，溃通脏腑，腐烂筋骨，而成恶证、危证，终致不救。

3.2.4.2　疮疡脓成，当辨其生熟浅深而针之

为了尽可能降低针刺排脓所引起的损伤，薛氏对适当把握用针的时机，以及针刺的深浅是多有体会的。如其认为疮疡之症，毒气已成者，宜用托里以速其脓。"脓成，又当辨其生熟浅深而针之"❸。若肿高而软，发于血脉；肿下而坚，发于筋骨；肉色

---

❶《外科发挥·卷一·肿疡》。

❷《外科发挥·卷二·发背》。

❸《外科发挥·卷三·臀痈》。

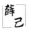

不变，发于骨髓。小按便痛，脓浅；大按方痛，脓深。按之而不复起，脓未成；按之而复起，脓已成。"脓生而用针，气血既泄，脓又难成。若脓熟而不针，腐溃益深，疮口难敛。若疮深而针浅，内脓不出，外血反泄。若疮浅而针深，内脓虽出，良肉受伤。若元气虚弱，必先补而后针，其脓一出，诸症自退。若脓出而反痛，或烦躁呕逆，皆由胃气亏损，宜急补之"❶。"疮疡一科，用针为贵。用之之际，虽云量其溃之浅深，尤当随其肉之厚薄。若皮薄针深，则反伤良肉，益增其溃；肉厚针浅，则脓毒不出，反益其痛。用针者可不慎哉！"❷

例如：一男子臀漫肿，色不变，脉滑数而无力。此臀痈也，脓将成，尚在内，予欲治以托里药，待发出而用针。彼欲内消，服攻伐药愈虚，复求治，仍投前药，托出针之，以大补药而愈。（《外科发挥·卷三·臀痈》）

此例臀痈，漫肿，脉滑数而无力，脓将成，尚在内，须托里促脓，却服攻伐之剂，致气血愈虚，薛氏治以托里药，脓成，而针刺排脓，后以大补药疮敛而愈。

对于背疮之症，若热毒炽盛，中央肉黯，薛氏建议内用托里，壮其脾胃；外用乌金膏，涂于黯处。其赤处渐高，黯处渐低，至六七日间，赤黯分界，自有裂纹，如刀划然，黯肉渐溃，此时，"当用鈚针利剪，徐徐去之，须使不知疼痛，不见鲜血为妙"。若"虽有裂纹，脓未流利，及脓水虽出而仍痛者，皆未通于内，并用针于纹中引之。患于背胛之间，肉腐脓出，肿痛仍作，此内有毒筋间隔，脓未通耳，尤宜引之。若元气虚弱，误服克伐，患处不痛，或肉将死，急温补脾胃，亦有生者；后须纯补之药，庶可收敛。若妄用刀针，去肉出血，则气无所依附，气血愈虚，元气愈伤矣，何以生肌收敛乎"❸。

---

❶《外科枢要·卷一·论疮疡用针宜禁》
❷《外科心法·卷六·针法总论》
❸《外科枢要·卷一·论疮疡用针宜禁》。

可见，恰当把握用针的时机和针刺的深浅是非常重要的，否则影响治疗效果，甚至起到相反的作用。

对于因"畏针痛而不肯用，又有恐伤良肉而不肯用"的患者，薛氏劝告说："疮虽发于肉薄之所，若脓成，其肿亦高寸余，疮皮又厚分许，用针深不过二分。若发于背，肿高必有三四寸，入针止于寸许。况患处肉已坏矣，何痛之有？何伤之虑？"❶

鼓励患者当病情需要使用针刺法时，要配合医生建议治疗，否则贻误病情而成危证。

例如：一男子耳后漫肿作痛，肉色不变，脉微数，以小柴胡汤加芎、归、桔梗，四剂肿少起，更以托里消毒散数剂，脉滑数，此脓已成矣，宜针之。彼畏而不肯用，因痛极，始针之，出脓碗许，以托里药两月余而始愈。（《外科发挥·卷二·脑疽》）

此例脑疽脓成，应针之，因畏针不肯用，后痛极才针刺排脓，错过治疗的最佳时机，致病情迁延两个多月才获痊愈。故薛氏曰："凡疮不起者，托而起之；不成脓者，补而成之，使不内攻。脓成，而及时针之，不数日即愈矣。"

薛氏对针砭之法的运用多样化，如其对于附骨疽，气毒流注，及有经久不消，内溃不痛者，用燔针开之。若治咽喉之患，用三棱针。若丹瘤及痈毒，四畔赤燆，疼痛如灼，用砭石砭之，去血以泄其毒，重者减，轻者消。对于小儿丹毒，薛氏认为虽说治法有数种，但都不如使用砭法治疗的效果好。对于脱疽之症，或腐肉不去的患者，则采用割治法进行治疗等。

例如：一刍荛左足趾患一疱，麻木色赤，次日指黑，五日其足黑冷，不知疼痛，脉沉细。此脾胃受毒所致，以飞龙夺命丹一服，翌日令割去足上死黑肉，割后骨始痛，可救，遂以十全大补汤治之而愈。（《外科心法·卷五·脱疽》）

此例脱疽，不知疼痛，脉沉细，薛氏以为脾胃受毒所致，治以飞龙夺命丹，并割去足上死黑肉，始痛，又以十全大补汤益气

---

❶ 《外科发挥·卷二·脑疽》。

养血而愈。对此，薛氏分析认为"盖肉死乃毒气盛，而拒截营气所致"。况至阴之下，气血难达，若行攻伐，则邪气愈盛，乘虚上侵，必不救。

由上可知，薛氏对针、砭之法的运用积累了丰富的经验，认为疮疡脓成之后，应及时针刺排脓，以急泄其毒，否则毒无出路而反攻于内，易致危证；认为适当把握用针的时机和针刺的深浅是非常重要的，否则影响治疗效果，甚至起到相反的作用。这些经验颇值得学习和研究。

3.2.5 用药经验与特色

薛氏主张疮疡治疗当随证用药，临机应变，用药当审其经络受症、标本虚实，根据病情需要，必要时用药又当舍时从症。薛己虽以善于温补而著称，但并非一概放弃寒凉攻伐药物，而是主张辨证论治，遣方用药，清托温补，各不偏废，慎于寒凉而不废寒凉。临床常用补中益气汤、六味丸、八味丸等治疗外科虚损病症，以调补脾胃、肾命，滋补化源。

3.2.5.1 随证用药，临机应变

薛氏认为大抵疮疡之证，皆由"脏腑不和，气血凝滞，喜怒不常，饮食不节，或腠理不密，邪气客于经络，或服丹石之药，及膏粱厚味，不慎房室，精虚气竭所致，故治其证者，当辨其表里虚实，随宜治之。若不推阴阳逆顺，气和攻守，率尔投药，以致实实虚虚；或概以王道为万全，犹执一而无权，适以害之矣"❶。提出人之病不同，药之性亦应该有区别。有是病而用是药，不可以误施。当"推《内经》本旨，而虚者补之，实者泻之，热者清之，寒者温之"。疮疽之证，若痛息自宁，饮食知味，脉证俱缓，缓则治本，可以王道平和之药，徐而治之；若脉沉嫩肿，寒热烦躁，此脉症俱实，宜用泻下法，非硝黄猛烈之剂不能除；若疮疡聚肿不溃，溃而脓水清稀，或泻利肠鸣，饮食不入，

---

❶《外科心法·卷三·疮疡用药总论》。

呕吐无时，或手足并冷，此脉证俱虚，非大补之药不能平，故疮疡治疗应"随证用药，临机应变，庶不误耳"。

此外，薛氏指出"疮疡用药，当审其经络受症，标本虚实，以治之。不可拘泥于热毒内攻，专用寒凉克伐之剂，亏损脾胃气血，多致有误。若肿高焮痛者，邪气实也，先用仙方活命饮，后用托里消毒散。漫肿微痛者，真气虚也，用托里散。如不应，加姜、桂。若不作脓，不腐溃，阳气虚也，用四君子加黄芪、肉桂。若脓既出而反痛，气血虚也，用八珍散。不生肌，不收敛，脾气虚也，四君子加芍药、木香。用药又当舍时从症：如肿痛烦躁，发热饮冷，便秘，脉洪数实，是为五实，虽在严寒，必用大苦寒之剂，泻其阳以救其阴。若脉细皮寒，泻利肠鸣，不食呕吐，手足逆冷，是为五虚，虽在盛暑，必用大辛热之剂，散其阴以回其阳"❶。例如：一男子胸患痈，焮痛烦躁，发热作渴，脉数而实，时季冬，余谓：此热毒内蓄也，须舍时从证。欲治以内疏黄连汤，彼以时当隆冬，乃杂用败毒药，愈炽。仍求治，投前汤二剂后，去二次，诸证悉退，又以金银花散加连翘、山栀四剂，出水而消。（《外科发挥·卷一·溃疡》）

此例患痈，焮痛烦躁，发热作渴，脉数而实，为热毒内蕴，虽在隆冬，当舍时从证，不从，却杂用败毒药，致症状加剧，薛氏治以内疏黄连汤、金银花散之类清泻热毒，消肿止痛而愈。并且，薛氏分析说："大抵证有主末，治有权宜，治其主则末病自退，用其权则不拘于时，泥于守常，必致病势危甚。"❷ 正如罗天益所说："守常者众人之见，知变者智者之事。知常而不知变，因细事而取败者亦多矣，况医乎哉？"[43]

3.2.5.2　滋化源的用药经验

薛氏将调补脾胃、肾命，滋补化源的治疗方法广泛应用于外科虚损病症的治疗，积累了丰富的经验，堪为后世师法。

---

❶ 《校注外科精要·附录·疮疡隐括关键处治之法》。

❷ 《外科发挥·卷一·溃疡》。

（1）补中益气滋其化源 薛氏认为，病由脾胃虚弱所引发者，均可用补中益气以滋其化源。若既有脾胃虚弱，还兼有他证，则需在补中益气汤基础上进行灵活变化，方能取得最佳疗效。如薛氏常用补中益气汤加五味子、麦冬，以益气升阳、清敛浮热，主治元气虚浮之证，如溃疡发热，溃后口干、热渴、头痛、倦怠少食等。补中益气汤加茯苓、半夏，以益气升阳、祛痰散结，主治元气不足，痰湿阻滞之证，如唇疮、发背等。对于疔疡兼见小便短而色黄者，用补中益气汤加山药、麦冬、五味子，以滋化源，取其阳能生阴之义。

（2）补真阴真阳滋化源 薛氏在临床上常用六味丸、八味丸加味，补养真阴真阳，顾护元气。薛氏认为，病有属于真阴、命火不足，或阴阳俱虚所致者，则需求本于肾和命门。凡是左肾真阴不足，出现左尺脉虚弱，或细数者，用六味丸；命门相火不足，出现右尺脉迟软，或沉细而数欲绝者，用八味丸；真阴真阳俱虚，出现两尺微弱者，用十补丸。

例如，薛氏在论述多骨疽时说："多骨疽者，由疮疡久溃，气血不能营于患处，邪气陷袭，久则烂筋腐骨而脱出，属足三阴亏损之症也，用补中益气汤，以固根本。若阴火发热者，佐以六味丸，壮水之主，以镇阳光。阳气虚寒者，佐以八味丸，益火之源，以消阴翳。"❶ 此不仅体现了补真阴真阳以滋化源的思想，还体现了薛氏补中益气滋化源的思想。

又如，对于流注一症，薛氏认为此由元气亏损所致，治宜固元气为主，佐以见证之药。若"四肢逆冷，小便频数，命门火衰也，八味丸。小便频数，痰盛作渴，肾水亏损也，六味丸"❷。

再如，对于鹤膝风等症，属命门火衰，不能生土，以致脾土虚寒，不能消溃收敛，或饮食少思，或食而不化，或脐腹疼痛，

---

❶《外科枢要·卷二·论多骨疽》。
❷《校注妇人良方·卷二十四·妇人流注方论第五》。

夜多溲溺，或脚膝无力者，用八味丸补其真阳；见形瘦嗜卧，寝息发热，痰盛作渴，小便频数，属五脏虚损者，用六味丸补其真阴。对于妇人患鹤膝风，证属足三阴肝脾肾三经血虚火燥者，用六味、八味二丸兼服，以滋其化源。对于耳疮属肾水枯竭者，用六味丸滋其真阴。

薛氏还特别指出：此类病症，俱不可轻用黄柏、知母之类，足见薛氏十分重视肾命真元。

（3）脾肾同补滋化源　薛氏认为虽然肾与脾二脏，一为先天之本，一为后天之本，但是，后天赖先天为之主，先天赖后天为之资，二者互根互济，共同成为脏腑气血化生之源。因此，一旦出现脏腑气血化生不足的病症，则应求之于脾肾二脏。而且，由于先后二天相互资生，所以，薛氏常于治疗虚损病症时采用脾肾同补的方法，以资其化源。

① 补中益气汤与六味丸并用：此法薛氏应用最多，盖因脏腑虚损之病多由脾肾化源不足所致。

例如，对于脑疽漫肿微痛，渴不饮冷，脉洪数而无力，属阴虚火炽者，薛氏用六味丸、补中益气汤，以滋化源。

又如，对于脚发、臁疮、下疳疮、足跟疮、悬痈、痔疮等属足三阴亏损所致者，薛氏也采用补中益气汤、六味地黄丸以补脾肾滋化源。

对于妇女因肝经气血亏损所致瘰疬之症，薛氏以为此由脾土不能生肺金，肺金不能生肾水，肾水不能生肝木所致，故当滋其化源，以补中益气汤与六味地黄丸同用。

由上可知薛氏洞见病源，治法精当，故疗效卓著。

② 补中益气汤、六味丸配他药：薛氏指出由于脏腑虚损之病常兼夹邪气或伴见其他病机，必须兼治才能取效，故需在原方基础上加其他药物或其他方剂进行治疗。

例如，对于瘤赘，见脓水淋漓，属足三阴之证者，薛氏"用补中益气加麦门、五味以培脾土，用六味地黄丸以生肾水，更用芦荟丸以清肝火而敛"❶。对于瘰疬，见体瘦发热，昼夜无定，证属足三阴气血俱虚者，薛氏"用八珍加麦门、五味，二十余剂；又用补中益气加麦门、五味，及六味丸而愈"❷。反映了薛氏重视脾肾并补，以滋化源的学术思想与治疗特色。

此外，薛氏还将补脾胃和益肾水分别不同时间用药，以更好地实现滋其化源之治。

例如，对于悬痈，由足三阴亏损，水泛为痰，寒凉之剂伤胃所致者，薛氏治以"先用补中益气，夕用六味丸，间佐以当归补血汤，半载乃愈"❸。又如，对于下疳，久不愈，见形气骨立，不时寒热，小便不利，饮食少思，肝疳虚羸者，薛氏治以"朝用益气汤以培胃气，夕用地黄丸以滋肾水为主，佐以九味芦荟丸治其疳而痊"❹。这些均为朝夕分补法的具体应用。

3.2.6　足三阴虚之辨治特色

薛氏认为，虚损之病虽可统之以足三阴虚，但其中又有分辨，临证需分气血阴阳虚损之别而施治。

3.2.6.1　气虚之治

对于足三阴气虚之证，薛氏多用补中益气汤、六君子汤之类补益脾胃滋其化源。

例如：南濠沈克章子，年三十，脉如屋漏雀啄，肿硬色赤，脓水清稀，误服败毒之药。余曰：此足三阴亏损而药复伤也，余用六君加归、芪、附子一钱，二剂肿溃色赤；又减附子五分，数剂，元气复而疮愈。（《外科枢要·卷三·论臀痈》）

此例臀痈，属足三阴气虚而药复伤脾胃，薛氏治以六君加当归、黄芪、附子之类，补脾益气滋其化源，元气复而疮愈。因臀

❶《外科枢要·卷三·论瘤赘》。
❷《外科枢要·卷二·论瘰疬》。
❸《外科枢要·卷三·论悬痈》。
❹《保婴撮要·卷十四·下疳阴痿》。

属膀胱经部分，居小腹之后，此阴中之阴，其道远位僻，虽太阳经多血，气运难及，血亦罕到，故薛氏认为，治疗此病应"毋伤脾胃，毋损气血，但当固根本为主"。

又如：一膏粱酒色之人，患之作痛，服苦寒之药，致臀肿硬。又加大黄，腹胀头痛。此足三阴亏损，而药复伤，余用补中益气汤升补阳气，加参、苓、半夏、木香以助脾气，数剂而愈。（《外科枢要·卷三·论痔疮》）

此例痔疮，服苦寒泻下之药，属足三阴亏损，而药复伤，薛氏治以补中益气汤加参、茯苓、半夏、木香之类，以补益脾气，升补阳气而愈。

可见，对于足三阴气虚之证，薛氏以补益脾气为主。

3.2.6.2 血虚之治

对于足三阴血虚之证，薛氏多用八珍汤、四物汤等滋养肝肾阴血化生之源。

例如：一男子素膏粱醇酒，先便血便结，惊悸少寐。后肛门周生小颗如疣子，如鼠乳大小不一。用清热消毒等药，半载之间，腿内股亦然，又用化痰之药，寒热吐痰，颈间俱作。肝肾脉浮数，按之而弱，余以为足三阴经血虚火炽，法当滋化源。彼不信，别服四物、黄柏、知母之类，诸症蜂起，此胃气复伤，各经俱病也。可先用补中益气汤三十余剂，诸症渐愈；乃朝用前汤，夕用八珍汤，又各五十余剂，诸症寻愈。于是夕改用六味丸加五味子，又半载，诸症悉愈。（《外科枢要·卷三·论疣子》）

此例疣子，属足三阴经血虚火炽，法当滋化源，不从，却服四物、黄柏、知母之类，诸症蜂起，胃气复伤，各经俱病，薛氏治以补中益气汤补益脾胃；补中益气、八珍汤朝夕分服，补益气血滋化源；补中益气、六味丸加五味子朝夕分服，补益脾肾滋化源而愈。

又如：一妇人劳则足跟热痛，余以为三阴虚，用八珍汤而痊。后遍身瘙痒，误服风药，发热抽搐，肝脉洪数。此肝家血虚火盛而生风，以天竺、胆星为丸，用四物、麦门、五味、芩、连、炙草、山栀、柴胡，煎汤送下而愈。（《外科枢要·卷三·论足跟疮》）

此例足跟疮，为劳倦伤脾，气血化源不足，导致肝肾阴血虚而见足跟热痛，薛氏治以八珍汤滋其化源，肝肾阴血充足而痊，后遍身瘙痒，误服风药，属肝家血虚火盛而生风，治以四物汤加麦冬、五味子、黄芩、黄连等药，大补阴血，滋阴清热而痊。

3.2.6.3　气血俱虚之治

对于足三阴气血俱虚之证，薛氏多用补中益气汤、六味地黄丸、八珍汤滋益气血化生之源。

例如：一儒者愈后，体瘦发热，昼夜无定。此足三阴气血俱虚，用八珍加麦门、五味，二十余剂；又用补中益气加麦门、五味，及六味丸而愈。（《外科枢要·卷二·论瘰疬》）

此例瘰疬愈后，形体消瘦，伴有发热，其热无规律，属足三阴气血俱虚，薛氏治以八珍汤加麦冬、五味子，补益气血，滋阴清热；补中益气汤加麦冬、五味子，及六味丸补益脾肾滋其化源而愈。此寓有"滋其化源"之义。

又如：赵州守患此症，肿多作痛，五月余矣。晡热口干，盗汗，食少体倦，气短，脉浮数而无力。此足三阴气血亏损，用补中益气加制甘草、麦门、五味，三十余剂，食进势缓。又用六味丸料，五十余剂，脓溃疮敛。（《外科枢要·卷三·论悬痈》）

此例悬痈，属足三阴气血亏损，薛氏治以补中益气加制甘草、麦冬、五味子，六味丸类，补益脾肾，滋养气血化生之源，疮敛而愈。

3.2.6.4　阴精虚之治

对于足三阴精血亏损，不能制阳，导致阴火内动，出现内热、晡热、口渴、小便频数等症，薛氏则选用六味地黄丸滋补肝肾精血，即所谓壮水之主，以制阳光。

例如，对于悬痈因嗜欲过多，亏损真水者，薛氏"宜用六味丸，补肾经元气，以生精血；仍用补中益气汤，以培脾肺之生气，而滋肾水"❶。此亦寓有滋化源之义。

3.2.6.5　阳气虚之治

对于足三阴阳气虚衰，出现恶寒发热、手足俱冷、吐痰、不能食、二便滑数等症，薛氏多用八味丸治疗。脾肾肝之阳气俱虚，不能卫外，肢体无以温煦，津液不化，脾运不健，故可见诸症，因此选用八味丸益火之源，以消阴翳。

例如：一儒者患此，肿硬色白，两月余矣。此足三阴经亏损，为外寒所侵，用大防风汤，及十全大补，兼服而消。后场屋不利，饮食劳倦，前症复作，盗汗内热，饮食不化，便滑肌瘦。此脾土虚寒，而命门火不能相生，用八味丸、益气汤百余剂，喜其年壮得愈。（《外科枢要·卷三·论脚发》）

此例脚发，属足三阴阳气虚损，脾土虚寒，命门火不能相生，薛氏治以八味丸、补中益气汤温补脾肾阳气，久服而愈。

3.2.6.6　气阴两虚之治

临床还常见气虚并有阴虚之证，如患者两脚发热作渴，左尺脉数而无力，属足三阴气阴虚所致，薛氏常以补中益气、六味地黄丸合用，滋化元气，则气阴自足而诸症渐退。

例如：举人于廷器，腿患流注，年余出腐骨少许。午前畏寒，午后发热，口干痰唾，小便频数，余以为足三阴亏损，朝用补中益气汤，夕用六味丸料加黄芪、当归、五味子，各三十余剂，外用豆豉饼，诸症渐愈，又以十全大补之类，喜其慎疾而愈。（《外科枢要·卷二·论多骨疽》）

此例多骨疽，属足三阴气阴亏损，薛氏治以补中益气汤、六味丸加黄芪、当归、五味子朝夕分服，补益气血，滋阴清热；外用豆豉饼，内服十全大补之类补益亏损而愈。

---

❶《外科枢要·卷三·论悬痈》。

又如：一膏粱之人，两脚发热作渴，左尺脉数而无力。余谓：此足三阴亏损，防患疽。不信，反服清热化痰之药，更加晡热头晕，又服四物、黄柏、知母，日晡热甚，饮食渐少，面部见发疽。余用补中益气、六味地黄丸，百余服。（《外科枢要·卷三·论足跟疮》）

此例足跟疮，属足三阴气阴亏损，当滋补，却服清热化痰，如黄柏、知母之类，致晡热头晕，饮食渐少，面部发疽，薛氏治以补中益气汤、六味地黄丸，滋化元气，气阴充足，疮敛而愈。

由此可见薛氏对于补中益气汤、六味地黄丸应用之广泛、娴熟。

3.2.6.7 兼夹证之治

患者发生足三阴虚损之变，还常兼夹邪气为病，因此，其治疗就不仅局限于补益一法，而是需据情加减，以扶正祛邪。

例如，对于乳内结核，属足三阴虚，兼怒气所致之证，薛氏"用八珍汤加柴、栀、丹皮治之，诸症渐退，又用清肝解郁汤而愈"❶。如此补益扶正，邪祛疮敛，以收全效。

3.2.6.8 分时段服药经验

薛氏根据一日之中阴阳气血变化规律而分时用药，朝夕选用不同的方药进行治疗，取得了良好的效果。

例如：一膏粱之人，先作渴，足热，后足大趾赤痛，六脉洪数而无力，左尺为甚。余以为此足三阴虚，当滋化源为主。因服除湿败毒等剂，元气益虚，色黯延息。余乃朝用补中益气汤，夕用补阴八珍汤，各三十余剂，及桑枝灸，溃而脓清，作渴不止，遂朝以前汤送加减八味丸，夕用十全大补汤，三十余剂而痊。（《外科枢要·卷三·论脱疽》）

此例脱疽，属足三阴虚，薛氏治以补中益气汤、补阴八珍汤朝夕分补，以滋化源；外治以桑枝灸法以补阳促脓，拔引郁

---

❶ 《外科枢要·卷二·论乳痈乳岩结核》。

毒；溃后作渴，以补中益气汤送加减八味丸、十全大补汤朝夕分补而痊。这种朝夕选用不同的方药进行治疗的方法，在薛氏的很多医案中均有体现，反映了薛氏天人合一的整体观念和辨证思想。

综上所述，薛氏外科临证治疗，常以调理脾胃、滋养肝血、温补肾命为主，而药尚甘温；即使是养阴之法，亦以温化为要，强调阳旺而阴生之理，这对明代以后诸家治疗虚损之证多用温补的方法有一定的影响。

3.2.7 内外兼治，以收全功

宋代以来外科痈疽之证多用托里内消之法，薛氏则提出要辨证施治，综合运用内外治多种方法。如其针对疮疡各期不同的表现，列举了不同的内外结合治法，"设使肿痛热渴，脉滑数而有力，属纯阳，宜内用济阴丹，外用益阳散，则热毒自解，瘀滞自散。若似肿非肿，似痛非痛，似溃不溃，似赤不赤，脉洪数而无力，属半阳半阴，宜内用冲和汤，外用阴阳散，则气血自和，瘀滞自消。若微肿微痛，或色黯不痛，或坚硬不溃，脉洪大，按之微细软弱，属纯阴，宜内服回阳汤，外敷抑阴散，则脾胃自健，阳气自回"❶。

薛氏治疗外科疾病，不仅使用药物，还善于结合灸、砭、针刺等各种方法。如其在诊治发背患者时指出，若瘀肉不腐，或脓清稀，不焮痛者，急服大补之剂，亦用桑木灸之，以补接阳气，解散郁毒。对于患疽稍重未成脓者，若不用蒜灸之法以促其脓成，或者脓已熟而不及时切开排脓，或待腐肉自去者，多致不救。因此，薛氏建议临床治疗应针药并用，或灸药并用，内外兼治，以收全功。这种内外治疗相结合的方法，对于提高临床疗效具有非常重要的作用。

---

❶《外科枢要·卷一·论疮疡围寒凉之药》。

3.3 证治举例

在薛氏的外科著作及其他几种著作中，详细记载了肿疡、溃疡、脑疽、发背、时毒、疔疮、臀痈、肠痈、瘰疬等30余种外科主要病证的证治、验案及方药等，蕴含了薛氏治疗外科疾病的丰富经验与独到见解，现举例说明之。

3.3.1 脑疽论治经验

脑疽，指生于脑后发际正中的有头疽，又名对口、对口发、对口疮、对口疽、对口疔、对口痈、脑漯、落头疽、项疽、项中疽、脑后发、脑痈、大疽；属虚证者则又称为脑烁。症状多见灼热肿痛、颜色鲜红。薛氏对此病认识比较全面，治疗效果显著。

（1）病因病机 脑疽多因膀胱经湿热邪毒上壅或阴虚火炽、热邪上乘所致，故症状多见灼热肿痛，颜色鲜红。薛氏认为"脑疽属膀胱经积热，或湿热上涌，或阴虚火炽，或肾水亏损，阴精消涸"❶。

（2）治则治法 因头为诸阳之会，脑为髓海，疽发之后，毒邪内陷，易伤脑髓，致神志昏愦，而成险证。其治初起宜清热疏风，解毒活血。虚者宜补气血，托邪毒。

薛氏临床主张辨证立法，如其所说："肿痛未作脓者，宜除湿消毒。大痛或不痛，或麻木者，毒甚也，隔蒜灸之，更用解毒药。肿痛便秘者，邪在内也，泄之。不甚痛，或不作脓者，虚也，托里为主。脓成胀痛者，针之，更以托里。上部脉数实而痛者，宜降火。上部脉数虚而痛者，宜滋阴降火为主。尺部脉数而作渴者，滋阴降火。不作脓，或不溃者，托里药主

---

❶《外科枢要·卷二·论脑疽》。

之。脓清或多者，大补气血。烦躁饮冷，脉实而痛者，宜泻火。"❶

（3）治疗经验　薛氏治疗脑疽有实证、虚证之分，实证如湿热上涌，虚证如阴虚火炽、肾水亏损、阳气虚、脾气虚、阴精消涸等。对于初起肿赤痛甚，烦渴饮冷，脉洪数而有力，证属湿热上涌者，薛氏主张用黄连消毒散，并加隔蒜灸以除湿热；对于漫肿微痛，渴不饮冷，脉洪数而无力，证属阴虚火炽者，主张用六味丸及补中益气汤，以滋化源；对于口舌干燥，小便频数，或淋漓作痛，及肾水亏损者，主张应急用加减八味丸及补中益气汤，以固根本，引火归经；对于不成脓，不腐溃，证属阳气虚者，主张用四君子汤加当归、黄芪；对于不生肌，不收敛，证属脾气虚者，主张用十全大补汤；若色黯不溃，或溃而不敛，此为阴精消涸，名曰脑烁，薛氏认为此证难治，甚者不治，若攻补得宜，也有治愈的。

（4）医案特色　在《外科发挥·卷二·脑疽》《外科枢要·卷二·论脑疽》篇中，薛氏共附医案 16 例，其中《外科发挥》14 例，《外科枢要》2 例。在 16 例医案中，共选用包括仙方活命饮、黄连消毒散、四物汤、加减八味丸、八珍汤、十全大补汤、六君子汤、参苓白术散等 20 余首方剂。如表 1 所示，其中仙方活命饮被选用的频次为 4 次，黄连消毒散被选用的频次为 3 次，加减八味丸、四物汤、八珍汤被选用的频次均为 2 次，另外，托里消毒散和"托里消毒药""托里药"（此两者薛氏在医案中只表述为"与托里药而愈"或"更以托里消毒药而消"等，没有指明具体用的什么药物，故加用引号，按一个托里方剂统计之）等托里类的方剂被选用的频次共 11 次。薛氏治疗脑疽的方法和特色具体分析如下。

---

❶《外科发挥·卷二·脑疽》。

表 1　脑疽医案特色

医案总数	16 例；其中《外科发挥》14 例、《外科枢要》2 例
选用方药	仙方活命饮、黄连消毒散、清凉饮、四物汤、加减八味丸、十全大补汤、清心莲子饮、凉膈散、二神丸、六君子汤、参苓白术散、金银花散、小柴胡汤、托里消毒散、荆防败毒散、十宣散、八珍汤、香砂六君子汤、夺命丹、犀角汁、犀角地黄汤等二十余首方剂
方剂使用频次（统计≥2 的方剂，同一例医案中使用多次的，按 1 次统计）	仙方活命饮：4 次。黄连消毒散：3 次。加减八味丸：2 次。四物汤：2 次。八珍汤：2 次。托里消毒散、"托里消毒药""托里药"：共 11 次
针刺法	5 例
针药结合、内外兼治	有 4 例是先针，后补以托里药而愈

① 应用仙方活命饮：薛氏对其注曰："愚常用此方，不问阴阳虚实，善恶肿溃，大痛或不痛，先用此剂，大势已退，然后随余证调治，其功甚捷，诚仙方也。"❶ 此方被称之为"疮疡之圣药，外科之首方"（《医宗金鉴·外科心法要诀》），"此疡门开手攻毒之第一方也"（《古今名医方论》）等，历代医家对此方均有较高的评价。此方由穿山甲、甘草节、防风、没药、赤芍、白芷、当归尾、乳香、天花粉、贝母、金银花、陈皮、皂角刺，共 13 味药组成，共奏溃坚消肿、活血散结、解毒止痛之功。薛氏在多种著作中均记载有该方，如《外科发挥》中记载该方"治一切疮疡，未作脓者内消，已成脓者即溃，又排脓止痛，消毒之圣药也"❷。《外科心法》记载该方"专治一切痈疽肿毒"❸。《外科

---

❶《校注痈疽神秘验方·真人活命散》。

❷《外科发挥·卷二·发背》。

❸《外科心法·卷七·神仙活命饮》。

经验方》记载该方"治一切痈疽疔肿，不问肿溃"❶。《校注妇人良方》记载该方"治一切疮疡，未成者即散，已成者即溃，又止痛消毒之良剂也"❷。可见，薛氏将此方用于疮疡病的初起，脓成等各个时期，初起未作脓者则内消，脓已成者则溃脓止痛，消肿散结。故对于脑疽表现为肿焮痛甚者，薛氏也多采用此方治疗以解散瘀结，清热解毒，活血止痛。

②加减八味丸治脑疽作渴：对于患脑疽而作渴者，薛氏治以加减八味丸以生肾水，降心火，而渴止疮溃。薛氏认为患疽作渴，或先渴后疽，乃肾水枯涸，不能上润，以致心火上炎，水火不能既济，煎熬而生渴，故应服加减八味丸降其心火，生其肾水，则渴自止。认为方中北五味子，最为得力，此一味独能生肾水，平补降心火，大有功效。

对于患疽作渴一症，薛氏非常推崇用加减八味丸。

例如：一男子脚面发疽，愈而作渴，以前丸治之而愈。（《外科发挥·卷五·疮疡作渴》）

此例疽后作渴，薛氏治以加减八味丸而愈。薛氏认为"夫加减八味丸，治阴处火动之圣药也，有是证者，何以舍此"❸。其对于加减八味丸的青睐，由此可窥一斑。

另外，薛氏提出：若能逆知其因，预服前丸，则可免作渴之患。且告诫说此症若"以生津液止渴之药"治之，则误矣。建议疽疾将安，而渴疾已作者，宜服加减八味丸；既安之后，而渴疾未见者，宜先服之，以"防其未然"，此则体现了薛氏临床重视疾病预后，治未病的学术思想。

再者，薛氏认为加减八味丸"非特可治前症。夫人之生，以肾为主，凡病多由肾虚而致。此方乃天一生水之剂，最宜用

---

❶《外科经验方·肿疡·仙方活命饮》。
❷《校注妇人良方·卷二十四·妇人流注方论第五》。
❸《外科发挥·卷五·疮疡作渴》。

之"❶。因此，未发疽之人，或先有渴证，尤宜服此药，渴疾既安，疽亦不作。如能久服，不仅不生渴疾，气血亦壮，能起到滋化源的作用。

③ 善用托法：在各医案中，有 11 例医案选用了托里消毒散、托里药、托里消毒药进行治疗并取得良效，从中体现了薛氏对托法的重视以及对托法运用之广泛、灵活。在 16 例医案中，有 5 例医案采用了"针法""针刺法"；提倡针药结合、内外兼治，有 4 例医案均是在针刺治疗以后，又补以"托里药"而愈的。

④ 脓成及时用针：薛氏主张"凡疮不起者，托而起之；不成脓者，补而成之，使不内攻。脓成，而及时针之，不数日即愈矣"。对于畏惧针痛或恐伤良肉而不肯用针者，薛氏劝诫说："疮虽发于肉薄之所，若脓成，其肿亦高寸余，疮皮又厚分许，用针深不过二分……怯弱之人，及患附骨疽，待脓自通，以致大溃，不能收敛，气血沥尽而亡者为多矣"❷。所以说当脓成以后，及时针刺排脓是非常关键且必要的。

⑤ 应用灸法：关于脑疽用灸的问题，陈自明在《外科精要》中云："凡脑疽及项以上有痈疽疔毒，断不可用大蒜钱子就疽顶上灸之，灸之则引其气一上，痰涎脓血并起上攻，倾人性命，急于反掌。但当急灸足三里穴并气海穴，乃渐渐服凉胸膈化血之药，人可小安……亦可以骑竹马穴法灸之。"[44] 可见，陈氏认为脑疽应禁止用隔蒜灸法，而主张灸足三里穴和气海穴，或用骑竹马穴灸法，以引毒气下行。对此，薛氏注曰："大凡肿焮痛甚，宜活命饮，隔蒜灸之，解散瘀血，拔引郁毒，但艾炷宜小而少。"❸ 可知，对于脑疽表现为肿焮痛甚者，薛氏主张隔蒜灸之，以拔引郁毒。只是艾炷要小，壮数要少，这是薛氏比前人先进

---

❶《校注外科精要·卷下·论痈疽将安发热作渴第四十八》。

❷《外科发挥·卷二·脑疽》。

❸《校注外科精要·卷上·脑疽灸法第十》。

之处。

（5）常用方药

① 仙方活命饮（常用方组成从略，下同）：治一切疮疡，未作脓者内消，已成脓者即溃，又排脓止痛，消毒之圣药也。偈曰：真人妙诀世间稀，一切痛疽总可医，消毒如同汤沃雪，化脓立见肉生肌。（《外科发挥·卷二·发背》）后人称本方为疮疡之圣药，外科之首方，现在临床多用于疮疡肿毒初起而属阳证者。

② 黄连消毒散：治脑疽，或背疽，肿势外散，疼痛发焮，或不痛麻木，服此，更宜隔蒜灸之。（《外科发挥·卷二·脑疽》）

③ 托里消毒散：人参、黄芪、当归、川芎、芍药、白术、茯苓、白芷、金银花、甘草。治疮疽已攻发不消者，宜服此药，未成即消，已成即溃，腐肉易去，新肉易生。如有疮口，宜贴膏药。敛即不用，切不可用生肌之药。（《外科发挥·卷一·肿疡》）

④ 加减八味丸：熟地黄、山药、山茱萸、白茯苓、泽泻、牡丹皮、五味子、桂心。治疮疡痊后及将痊，口干渴，甚则舌或生黄，及未患先渴。此肾水枯竭，不能上润，以致心火上炎，水火不能既济，故心烦躁作渴，小便频数，或白浊阴痿，饮食不多，肌肤渐消，或腿肿脚先瘦。服此以生肾水，降心火，诸证顿止。及治口舌生疮不绝。（《外科发挥·卷五·疮疡作渴》）

⑤ 四物汤：治血虚，或发热，及一切血虚之证。（《外科发挥·卷五·瘰疬》）

⑥ 八珍汤：调和荣卫，顺理阴阳，滋养血气，进美饮食，退虚热。此气血虚之大药也。（《外科发挥·卷二·溃疡发热》）

3.3.2 发背论治经验

发背，为背部生痈疽之较重者。依其所发部位之不同，又有上发背、中发背、下发背之分；或以上搭手、中搭手、下搭手而命名；或以其形态之不同，又有命名为莲子发、蜂窝发等之别。发背分阴证和阳证两类，阳证又叫"发背痈"或"背痈"，阴证又叫"发背疽"。

（1）病因病机　由于脏腑俞穴皆在背脊部，发背者多因脏腑气血不调，或火毒内攻，或阴虚火盛凝滞，使气血蕴滞于背而发。薛氏认为"发背属膀胱督脉经，或阴虚火盛，或醇酒厚味，或郁怒房劳所致"❶。

（2）治则治法　总的来说，发背初起焮痛，或不痛及麻木，邪气盛，隔蒜灸之，不痛者灸至痛，痛者灸至不痛，毒则随火而散，再不痛者，须明灸之，并宜用解毒之剂；若脓成，急针之，脓一出，痛即止；脓溃后，投以大补之剂，收敛生肌。

具体而言，"肿硬痛深脉实者，邪在内也，下之；肿高焮痛脉浮者，邪在表也，托之；焮痛烦躁，或咽干，火在上也，宜泻之；肿痛，或不作脓者，邪气凝结也，宜解之；肿痛饮冷，发热睡语者，属火，宜清之；不作脓，或不溃，及不敛者，阳气虚也，宜补之；瘀肉不腐或积毒不解者，阳气虚也，宜助阳气；脓多或清者，气血俱虚也，宜峻补之；脉浮大或涩，而肌肉迟生者，气血俱虚也，宜补之；右关脉弱，而肌肉迟生者，宜健脾胃。"薛氏认为此证"惟忌肿不高，色不赤，不焮痛，脉无力，不饮食，肿不溃，腐不烂，脓水清，或多而不止，肌肉不生，属元气虚也，皆难治，宜峻补之"❷。

（3）治疗经验　薛氏认为"大抵发背之患，其名虽多，惟阴阳二证为要。若发一头，或二头，其形焮赤，肿高头起，疼痛发

---

❶《外科枢要·卷二·论发背》。

❷《外科发挥·卷二·发背》。

热为痛，属阳，易治。若初起一头如黍，不肿不赤，闷痛烦躁，
大渴便秘，睡语咬牙，四五日间，其头不计数，其疮口各含如一
粟，形似莲蓬，故名莲蓬发，积日不溃，按之流血，至八九日，
或数日，其头成片，所含之物俱出，通结一衣，揭去又结，其口
共烂为一疮，其脓内攻，色紫黯为疽，属阴，难治，脉洪滑者尚
可，沉细尤难。如此恶证，惟隔蒜灸及涂乌金膏有效"❶。

　　临床辨证分为热毒赤盛、阴气虚、阴血虚、阳气虚、阳气虚
甚、肾气虚、脾气虚、肾阴亏损、脾胃虚弱、气血俱虚、元气内
虚等。对于肿焮作痛，寒热作渴，饮食如常，形气病气俱有余
者，先用仙方活命饮，后用托里消毒散解之。对于漫肿微痛，或
色不赤，饮食少思，形气病气俱不足者，用托里散调补之。对于
不作脓，或脓成不溃，阳气虚者，用托里散倍加肉桂、参、黄
芪。脓出而反痛，或脓清稀，气血俱虚者，用八珍汤。恶寒形
寒，或不收敛，阳气虚者，用十全大补汤。晡热内热，或不收
敛，阴血虚者，四物汤加参、术。作呕欲呕，或不收敛，肾气虚
者，用六君子汤加炮姜。食少体倦，或不收敛，脾气虚者，用补
中益气汤加茯苓、半夏。肉赤而不敛，血热者，用四物汤加栀
子、连翘。肉白而不敛，脾虚者，用四君子汤加酒炒芍药、木
香。小便频数，肾阴亏损者，用加减八味丸。初患未发出，而寒
热疼痛，作渴饮冷，邪气内蕴者，用仙方活命饮。口干饮热，漫
肿微痛，元气内虚者，用托里消毒散。饮食少思，肢体倦怠，脾
胃虚弱者，用六君子汤。

　　在临床治疗过程中，有因脾气虚而不能收敛致死者，有因
邪气盛，真气虚，而不能发出致死者，也有因真气虚而不能腐
溃致死者，薛氏本着实事求是的原则，将其一一列举出来，甚
至选择部分死亡病案列于其后，以警示后人。由此可以看出薛
氏求实务真的治学精神和坦荡无私的博大胸怀，这些都值得我
们学习与发扬。

---

❶《外科发挥·卷二·发背》。

（4）医案特色　见表2。

表 2　发背医案特色

医案总数	31 例：其中《外科发挥》22 例、《外科枢要》9 例 死亡病例 9 个
选用方药	内服药：仙方活命饮、黄连内疏汤、内托复煎散、托里消毒散、金银花散、清心汤、十宣散、十全大补汤、六君子汤、破棺丹、托里散、补中益气汤、八珍汤等十余首方剂 外用药：藜芦末（生猪脂调）、乌梅、硫黄、乌金膏、当归膏、神功散
方剂使用频次（统计≥2 的方剂，同一例医案中使用多次的，按 1 次统计）	仙方活命饮：7 次。补中益气汤：3 次。十全大补汤：2 次。六君子汤：2 次。金银花散：2 次。托里消毒散、内托复煎散、托里散、"托里药""托里消毒药"：共 12 次
针法、砭法	5 次，大多为针砭之后，兼以托里药或托里消毒药而愈，如此则针药并用，内外兼治，以收全功
灸法	5 次；其中隔蒜灸法 2 次、桑枝灸法 2 次、明灸法 1 次，大多也是在灸疗之后，内服托里药或托里消毒之剂而获全效
死亡原因	31 例医案中，有 9 例为死亡病例，其致死的原因有因身体素弱，未成脓，大痛发热，须隔蒜灸以拔其毒，但不听从医者之言未灸致死者；有因脓熟未溃，胀痛烦热，须急开之，使脓出，以泄毒止痛，但不从，而是待其自溃，溃烂愈深，终至不起者；也有因见发热之症，而专服降火败毒之药，致烦躁时嗽、小便如淋等恶证而死者；还有因肾水干涸，更用苦寒之药，复伤元气，以促其死者等

在《外科发挥·卷二·发背》《外科枢要·卷二·论发背》篇中，薛氏共附医案 31 例，其中《外科发挥》22 例，《外科枢要》9 例。所附 31 例医案中，有 9 例为死亡病例，其致死的原因如表 2 所述。

薛氏认为发背稍重者，除了内服、外敷药物之外，还应结合针灸之法，内外兼治，以收全功。背疽未成脓者，不用蒜灸之法，及脓熟不开，或待腐肉自去，多致不救。若气血壮实之人，或毒少轻者，可凭借药力而自腐溃；身体怯弱之人，热毒中隔，内外不通，不行针灸之法，药无全功，而致病情加重，甚则不救。故其主张"常治不问日期阴阳，肿痛或不痛，或痛甚，但不溃者，即与灸之，随手取效"❶。此证若脓已成，宜急开之，否则溃通脏腑，腐烂筋骨，多致不起。认为此证"虽云属火，但未有不由阴虚而致者"。正所谓"督脉经虚，从脑而出；膀胱经虚，从背而出"。因此，不可专泥于火毒之说，而专服苦寒降火之药。若发背色黯漫肿，作渴便数，尺脉洪数，属肾水干涸之证，却用苦寒之剂，复伤元气，则促其殁。发背肿硬色夭，坚如牛领之皮，脉涩者，属精气已绝，不治而死。由此可知，发背脓成以后，应及时针刺排脓，以急泄其毒，否则溃烂愈深而不救。若身体素弱，未成脓，大痛，则须隔蒜灸以拔其毒，若令其自消则不救。若因发热致痛，而专用降火败毒之药，则易致恶证而不救。

通过分析所附医案，可以看出有以下几个主要特点。

① 内服药为主，结合外用药。薛氏治疗发背之证以内服药为主，也选用外用药，反映了其重视内治，内外兼治的特点。在其所用方剂中，仙方活命饮选用频次为 7 次，补中益气汤为 3 次，十全大补汤、六君子汤和金银花散均为 2 次。因仙方活命饮是薛氏治疗疮疡常用方，薛氏认为其可治一切疮疡，未作脓者内消，已成脓者即溃，又排脓止痛，消毒之圣药，故在治疗发背表现为毒势炽甚，焮肿大痛者，多采用此方治疗以解散毒邪，溃坚消肿，活血止痛。补中益气汤、十全大补汤、六君子汤、八珍汤、托里散等方剂的应用，则反映了薛氏重视后天之本，重视顾护胃气，用药尚温补的特点。外用药则选用了藜芦末（生猪脂调）、乌梅、硫黄、乌金膏、当归膏、神功散等，以辅助治疗，速其痊愈。

② 善用托法。薛氏善用托法的特点，在此也有充分体现，

❶《外科发挥·卷二·发背》。

在 31 例医案中，有 12 例医案分别选用了托里消毒散、内托复煎散、托里散、"托里消毒药""托里药"（此两者薛氏在医案中只表述为"更以托里药而愈"或"投托里消毒药而即愈"等，没有指明具体用的什么药物，故加用引号，按一个托里方剂进行统计）等进行治疗。

③ 早灸为上。由表 2 可知，薛己治疗发背之证，除了方药之外，还结合灸法、针法，必要时，还行切排之术，体现了其善于综合应用多种方法的特点。灸法包括明灸法、隔蒜灸、桑木灸法等，借助火力、药力的效果，可以起到和阳祛寒、活血散瘀、疏通经络、拔引郁毒的作用。且薛氏所用针砭之法、灸法，多与托里药或托里消毒之剂结合使用，而获全效。如其所言："常治一日至四五日未成脓而痛者，灸至不痛，不痛者灸至痛。若灸而不痛，或麻木者，明灸之，毒气自然随火而散。肿硬不作脓，焮痛或不痛，或微痛，或疮头如黍者，灸之尤效。亦有数日色尚微赤，肿尚不起，痛不甚，脓不作者，尤宜多灸，勿拘日期；更服甘温托里药，切忌寒凉之剂。或瘀血不腐，亦用桑木灸之。"❶薛氏认为此证不可不痛，又不可大痛，若见烦闷者多不治。痛者灸至不痛，不痛者要灸至痛方止，最要早觉、早灸为上。

④ 切排脓毒。针砭之法，主要用于发背脓成之后，为切排之用。薛氏主张疮疡脓成之后，应该及时切开排脓，急泄其毒，必要时加以药引，使之引流畅通，务使脓液排尽。如其所言："此证若脓已成，宜急开之，否则重者溃通脏腑，腐烂筋骨，轻者延溃良肉，难于收功，因而不敛多矣。""凡人背近脊并髀，皮里有筋一层，患此处者，外皮虽破，其筋难溃，以致内脓不出，令人胀痛苦楚，气血转虚，变证百出。若待自溃，多致不救。必须开之，兼以托里。常治此证，以利刀剪之。"❷疮溃或切开后，若脓未流尽，则用纸作捻，蘸乌金膏，纳入疮内引流；若余毒深

---

❶《外科发挥·卷二·发背》。

❷《外科发挥·卷二·发背》。

伏，不能收敛者，也用此纴之，以搜脓化毒，推陈致新，促其
收敛。

⑤ 综合众法。薛己积累多年的经验，形成了结合内外治多
种方法治疗发背的特色。

例如：一妇人患发背半月余，尚不发起，不作脓，痛甚脉
弱，隔蒜灸二十余壮而止，更服托里药，渐溃脓清。而瘀肉不
腐，以大补药，及桑柴灸之渐腐，取之而寻愈。(《外科发挥·卷
二·发背》)

此例薛氏不仅选用了托里药和大补药进行治疗，又选用了隔
蒜灸以拔引郁毒，补阳促脓，桑柴灸以腐化其瘀肉而愈。

又如：府庠彭碧溪，患腰疽，服寒凉败毒之药，色黯不痛，
疮头如铺黍，背重不能安寝，耳聩目白，面色无神，小便频涩，
作渴迷闷，气粗短促，脉浮数，重按如无。余先用滋肾水之药一
剂，少顷便利渴止，背即轻爽；乃砭去瘀血，以艾半斤许，明灸
患处；外敷乌金膏；内服参、芪、归、术、肉桂等药，至数剂，
元气稍复。自疑肉桂辛热，一日不用，手足并冷，大便不禁。仍
加肉桂及补骨脂二钱，肉豆蔻一钱，大便如常，其肉渐溃。更用
当归膏以生肌肉，八珍汤以补气血而愈。(《外科枢要·卷二·论
发背》)

患者腰疽色黯不痛，耳聩目白，面色无神，小便频涩，脉浮
数，重按如无，属肾水亏损，虚火上炎，薛氏选用滋肾水之剂，
以固根本，引火归原，便利渴止；而后砭去瘀血，明灸患处，外
敷乌金膏、当归膏，内服大补之剂而愈。薛氏既选用了内服药、
外用药，又选用了明灸法、砭刺法等进行治疗，如此内外兼治，
以获全效。

（5）常用方药

① 隔蒜灸法：治一切疮毒大痛，或不痛，或麻木，如痛者
灸至不痛，不痛者灸至痛，其毒随火而散。盖火以畅达拔引郁
毒，此从治之法也，有回生之功。用大蒜去皮，切一文钱厚，安
疮头上，用艾壮于蒜上灸之，三壮换蒜，复灸，未成者即溃，已

成者亦杀其大势，不能为害。如疮大，用蒜捣烂摊患处，将艾铺上烧之，蒜败更换。如不痛，或不作脓，及不发起，或阴疮，尤宜多灸。灸而仍不痛，不作脓，不起发者，不治，此气血虚极也。（《外科发挥·卷二·发背》）

② 乌金膏：解一切疮毒，及腐化瘀肉，最能推陈致新。用巴豆一味，去壳炒焦，研如膏，点肿处则解毒，涂瘀肉上则自化。加乳香少许亦可。如纵疮内能搜脓化毒，加香油少许，调稀可用。若余毒深伏，不能收敛者，宜用此纴之，不致成痛。（《外科发挥·卷二·发背》）

③ 神功散：治疮疡，不问阴阳肿溃并效。黄柏、川乌，另为末，各等分，用唾津调敷患处，并涂疮口。一道人不问阴阳肿溃，虚实痛否，此药用漱口水调搽，不留疮头，日易之，内服仙方活命饮，其效。（《外科发挥·卷二·发背》）

④ 内托复煎散：地骨皮、黄芩、茯苓、白芍、人参、黄芪、白术、桂皮、甘草、防己、当归、防风。治疮疡肿焮在外，其脉多浮。邪气胜，必侵内，宜用此药托之。（《外科发挥·卷一·肿疡》）

⑤ 补中益气汤（常用方组成从略）：治疮疡之人，元气不足，四肢倦怠，口干发热，饮食无味，或饮食失节，或劳倦身热，脉洪大而无力，或头痛，或恶寒自汗，或气高而喘，身热而烦。（《外科发挥·卷二·溃疡发热》）

3.3.3 瘰疬论治经验

瘰疬，即结核症，好发于颈部、耳后，也有的缠绕颈项，延及锁骨上窝、胸部和腋下。在颈部皮肉间可扪及大小不等的核块，互相串连，其中小者称瘰，大者称疬，统称瘰疬。俗称疬子颈或老鼠疮。

（1）病因病机 瘰疬的发生多因肺肾阴虚，肝气久郁，虚火内灼，炼液为痰，或受风火邪毒侵扰，痰火互结于颈、项、腋、胯之间而成。症见初起肿块如豆，数目不等，皮色不变，推之能动，不热不痛。继则融合成块，推之不移。后期可自溃，溃后脓汁稀薄，其中或夹有豆渣样物质，此愈彼起，久不收口，可形成窦道或漏管。相当于淋巴结结核、慢性淋巴结炎等病。

薛氏认为瘰疬"属三焦肝、胆二经怒火风热血燥，或肝肾二经精血亏损，虚火内动，或恚怒气逆，忧思过甚，风热邪气，内搏于肝。盖怒伤肝，肝主筋，肝受病，则筋累累然如贯珠也。其候多生于耳前后、项、腋间，结聚成核"❶。

（2）治则治法　薛氏认为瘰疬非膏粱丹毒火热之实证，是因虚劳气郁所致，故治疗宜"补形气，调经脉"，则其疮自消散。认为本病以气血为主，与肝胆经、肾经关系密切，故临证以滋肾水、培肝木、健脾土、养肝血、清肝火为治疗总则。

具体而言，则审其虚实而补泻之。若掀肿、脉沉数，邪气实，宜泄之。肿痛，憎寒发热，或拘急，邪在表，宜发散。因怒结核，或肿痛，或发热，宜疏肝行气。肿痛，脉浮数，祛风清热。脉涩者，补血为主。脉弱者，补气为主。肿硬不溃，补气血为主。抑郁所致，解郁结调气血。溃后不敛，属气血俱虚，宜大补。虚劳所致者，补之。因有核而不敛者，腐而补之。脉实而不敛，或不消者，应采用下法。

（3）治疗经验　薛氏治疗瘰疬，先以调经解郁，更用隔蒜灸法，多自消。如不消，即以琥珀膏贴敷；若有脓，即针之。若兼痰或兼阴虚等证，只加兼证之剂，不可干扰余经。若气血已复而核不消，则服散坚之剂。至月许不应，气血亦不觉损，可治以必效散，或遇仙无比丸，其毒一下，即止二药，更服益气养荣汤以调理。若疮口不敛，宜用豆豉饼灸之，用琥珀膏贴之。薛氏认为此证以气血为主，气血壮实，不用追蚀之剂，亦能自腐；若气血虚，不先用补剂，而数用追蚀之药，则败矣。若"气血俱虚，或不慎饮食起居七情者，俱不治。"❷

❶《外科枢要·卷二·论瘰疬》。
❷《外科发挥·卷五·瘰疬》。

（4）医案特色　在《外科发挥·卷五·瘰疬》《外科心法·卷四·瘰疬》《外科枢要·卷二·论瘰疬》《保婴撮要·卷十一·胎毒瘰疬》《保婴撮要·卷十一·热毒瘰疬》《校注妇人良方·卷二十四·妇人瘰疬方论第三》《女科撮要·卷上·瘰疬》篇中，薛己共附医案 83 例（除去重复者），具体在各著作中的分布见表 3。在所附 83 例医案中，有 14 例为死亡病例。其致死的原因，大多是因为患者没有认识到此证属虚劳气郁所致，未采用补形气，调经脉之正确治法；或者是虽已认识到这一点，但为了"求速效"，而服伐肝软坚、追蚀、攻伐之药，致气血虚极而殁。可见，滋补气血化生之源对于本病来说，是非常关键且必要的。

表 3　瘰疬医案特色

医案总数	83 例：其中《外科发挥》37 例、《外科心法》12 例、《外科枢要》7 例、《保婴撮要》20 例、《校注妇人良方》7 例、《女科撮要》6 例，其中有 6 例是重复的，除去重复者共 83 例 死亡病例 14 个
选用方药	内服药：益气养荣汤、仙方活命饮、射干连翘散、荆防败毒散、散肿溃坚汤、神效瓜蒌散、薄荷丹、小柴胡汤、四物汤、方脉流气饮、散肿溃坚丸、遇仙无比丸、二神丸、六君子汤、补中益气汤、射干连翘汤、逍遥散、神效散、四七汤、分心气饮、生地黄丸、必效散、托里养荣汤、椒仁丸、当归龙荟丸、当归补血汤、圣愈汤、八珍汤、十全大补汤、加味四物汤、远志散、防风通气汤、补阴八珍汤、六味地黄丸、芦荟丸、栀子清肝散、海藻散坚丸、加味逍遥散、加味归脾汤、清肝益荣汤、参术柴苓汤、四味肥儿丸、益脾清肝散、九味芦荟丸、五味异功散、柴胡清肝散、归脾汤、泻青丸、人参养荣汤、连翘饮子等 50 余首方剂 外用药：针头散、如神散、琥珀膏等

续表

方剂使用频次（统计≥5 的方剂，同一例医案中使用多次的，按 1 次统计）	补中益气汤：15 次。六味地黄丸：11 次。益气养荣汤：9 次。散肿溃坚汤（丸）：7 次。八珍汤：7 次。必效散：6 次。加味逍遥散：6 次。九味芦荟丸：6 次。小柴胡汤：5 次
死亡原因	83 例医案中，有 14 例为死亡病例，其致死的原因多为本属虚证，须补脾土，滋肾水，生肺金，不信医者之言，或欲求速效，妄服伐肝软坚之剂，或追蚀药，终致虚极而殁

薛氏治疗瘰疬的方法和特色如下所述。

① 多从肝论治：薛氏治疗瘰疬多从肝论治，特别注重调和肝的体用关系，往往清肝火与养肝血同时进行。肝脏体阴而用阳，单清肝火不养肝血则非其治。瘰疬初觉憎寒恶热，咽项强痛，寒热焮痛，辨证属肝火风热而气病，薛氏治以小柴胡汤，以清肝火；并服加味四物汤，以养肝血。对于寒热既止，而核不消散，辨证属肝经火燥而血病，用加味逍遥散以清肝火，六味地黄丸以生肾水，肾水生则肝血旺。

② 多用补益剂：总的来说，此病属于虚损之证，故多数医案中采用了补中益气汤（83 例医案中有 15 例选用）、益气养荣汤（83 例医案中有 9 例选用）、六味地黄丸（83 例医案中有 11 例选用）、八珍汤（83 例医案中有 7 例选用）、十全大补汤、补阴八珍汤、人参养荣汤等补益之剂。由表 3 可知，在所附 83 例医案中，薛氏采用了 50 余首方剂进行治疗，以补益剂偏多，除了内服药外，还采用了针头散、如神散、琥珀膏等外用药物，内外兼治，以收全效。

若瘰疬经久不愈，或愈而复发，脓水淋漓，肌体羸瘦者，薛氏认为必用纯补之剂，庶可收敛，否则变为九瘘。治疗则外用豆豉饼、琥珀膏，以驱散寒邪，补接阳气；内服补中益气汤、六味丸，以滋肾水、培肝木、健脾土。对于气血亏虚者，则服益气养荣汤，调其气血而证自愈。

③ 补中、六味滋化源：薛氏认为瘰疬属肝胆经，不问大小，其脉左关弦紧，左尺洪数者，乃肾水不能生肝木，以致肝火燥而筋挛，须用补中益气汤、六味丸以滋化源，治其本。若脉洪大，元气虚败，为不治。若面色㿠白，为金克木，也不治。此病若不从本而治，妄用伐肝之剂，则易致败证，因伐肝则脾土先伤，脾伤则损五脏之化源之故。

如表3所示，在其所用50余首方剂中，补中益气汤和六味地黄丸被选用的频次分列第一、第二，此两方多用于滋化源，体现了薛氏重视滋化源的特点。

例如：容台张美之善怒，孟春患此，或用伐肝之剂，不愈。余以为此肝血不足，用六味地黄丸、补中益气汤以滋化源，至季冬而愈。（《外科枢要·卷二·论瘰疬》）

又如：儒者张子容，素善怒，患此久而不愈，疮出鲜血，左关弦洪，重按如无。此肝火动而血妄行，症属气血俱虚。用补中益气汤以补脾肺，用六味丸以滋肝肾而愈。（《外科枢要·卷二·论瘰疬》）

以上2则医案均采用了六味地黄丸、补中益气汤滋化源之法，充分体现了薛氏补脾肾滋化源的特色，同时也是薛氏治病必求于本的体现。

④ 重补气血：薛氏认为瘰疬以气血为主，对于瘰疬初起而血气虚弱者，先用益气养荣汤，待其气血稍充，乃用必效散以去其毒，再兼以补益之剂。若脓已成者，即针而补托之。气血复而核不消者，可服散肿溃坚汤等剂以消散之。若服散坚之剂不应而气血如故，仍以必效散、益气养荣汤。若还不应，用豆豉饼灸肘尖、肩髃二穴，更以琥珀膏敷贴之，自能全愈。若气血壮实者，不用追蚀之药，亦能自腐。若气血虚而用追蚀，不惟无益，反致败症。

⑤ 倡"婴病治母"：薛氏治疗小儿瘰疬，又分胎毒瘰疬和热毒瘰疬，认为小儿胎毒瘰疬"乃禀肝胆二经郁火气滞所致……或

因乳母恚怒，或血虚内热"❶。小儿热毒瘰疬"乃手足少阳、足厥阴二经风热之症，或肝疳食积所致。其症发于项腋，或耳前后，或如贯珠"❷。

在儿科疾病中倡导"婴病治母"，薛氏最善治病求本，而婴病治母是中医治病必求其本的体现，病之源在母，母病及子，儿饮乳而致病，审因论治，故治母就是治本。如其所言："母子一体，治其母，儿自愈。"

例如：一小儿落草，颈间有病五枚，审其母素多怒，时常寒热，或乳间作痛，或胁肋微肿。悉属肝胆经症，先用小柴胡汤加当归、芍药，寒热顿透。又用加味逍遥散，母服两月余，其儿亦愈。（《保婴撮要·卷十一·胎毒瘰疬》）

此例胎毒瘰疬，审其母素善怒，属肝胆经病，薛氏治以小柴胡汤加当归、芍药，加味逍遥散之类，母服两月余，儿病自愈。此婴病治母的良好体现。

（5）常用方药

① 益气养荣汤：人参、茯苓、陈皮、贝母、香附、当归、川芎、黄芪、熟地黄、芍药、甘草、桔梗、白术。治抑郁，或劳伤气血，或四肢颈项患肿，或软或硬，或赤不赤，或痛不痛，或日晡发热，或溃而不敛。（《外科发挥·卷五·瘰疬》）

② 散肿溃坚汤：柴胡、升麻、龙胆、连翘、黄芩、甘草、桔梗、昆布、当归尾、白芍、黄柏、知母、葛根、黄连、三棱、广木香、瓜蒌根。治马刀疮，坚硬如石，或在耳下，或至缺盆，或在肩上，或至胁下，皆手足少阳经证。及瘰疬发于颏，或至颊车，坚而不溃，乃足阳明经中证。或已破流脓水。（《外科发挥·卷五·瘰疬》）

③ 必效散：南硼砂、轻粉、斑蝥、麝香、巴豆、白槟榔。治瘰疬，未成脓自消，已溃者自敛，如核未去更以针头散腐之。

---

❶《保婴撮要·卷十一·胎毒瘰疬》。

❷《保婴撮要·卷十一·热毒瘰疬》。

若气血虚者，先服益气养荣汤数剂，然后服此散，服而病毒已下，再服前汤数剂。（《外科发挥·卷五·瘰疬》）

④ 针头散：治一切顽疮瘀肉不尽，及病核不化，疮口不合，宜用此药腐之。赤石脂、乳香、白丁香、砒、黄丹、轻粉、麝香、蜈蚣。上为末，搽瘀肉上，其肉自化。若疮口小，或痔疮，用糊和作条子，阴干纴之。凡疮久不合者，内有脓管，须用此药腐之，兼服托里之剂。（《外科发挥·卷五·瘰疬》）

⑤ 小柴胡汤（常用方组成从略，下同）：治瘰疬乳痈，便毒下疳，及肝胆经分，一切疮疡，发热潮热，或饮食少思。（《外科发挥·卷五·瘰疬》）

⑥ 加味逍遥散即丹栀逍遥散：治肝脾血虚，内热发热；或遍身瘙痒寒热；或肢体作痛，头目昏重；或怔忡颊赤，口燥咽干；或发热盗汗，食少不寐；或口舌生疮；耳内作痛；或胸乳腹胀，小便欠利。（《外科枢要·卷四·治疮疡各症附方》）

3.3.4 痔疮论治经验

痔疮，又名痔核、痔病、痔疾等，包括内痔、外痔、混合痔。痔为病名，首见于《黄帝内经·生气通天论》，其言曰："因而饱食，筋脉横解，肠澼为痔。"[45] 其中指出暴食伤胃会出现肠痔，也就是所说的痔疮。

（1）病因病机　痔疮多因饮食不节、过食炙煿厚味，生湿积热，湿热下注肛门而致；或房事过度、醉饱入房，筋脉横解，精气脱泄，热毒乘虚流注；或风客淫气伤精；或劳伤元气，阴虚火炽所致；或脏腑虚弱，加之外感风湿，内蕴热毒，而致气血下坠，结聚于肛门而致。薛氏认为"盖风气通于肝，肝生风，风生热，风客则淫气伤精，而成斯疾"❶。"或因醉饱入房，筋脉横解，精气脱泄，热毒乘虚流注；或淫极强固其精，以致木乘火势

---

❶《外科心法·卷五·痔》。

而侮金；或炙煿厚味，或劳伤元气，阴虚火炽所致"❶。

（2）治则治法　关于痔疮的治疗，薛氏认为应当早治为上，因为痔属肝脾肾三经病变，故阴精亏损者难治，多成漏症；若肺与大肠二经风热、湿热者，热退自愈，不守禁忌者，也易成漏症。为防此变，薛氏采用了如下治疗思路。

初起焮痛便秘，或小便不利，宜清热凉血润燥疏风。气血虚而寒凉伤损，调养脾胃，滋补阴精。大便秘涩，或作痛者，润燥除湿。肛门下坠，或作痛者，泻火导湿。下坠肿痛，或作痒者，祛风胜湿。肿痛、小便涩滞者，清肝导湿。

破而久不愈，多成痔漏，有穿臀、穿肠、穿阴者，有秽从疮口而出者，形虽不同，治法颇似，养元气，补阴精为主。

（3）治疗经验　薛氏治疗痔疮独具特点，用药切中病因。肿痛属湿热，用加味槐花散治疗；作痒属风热，用秦艽苍术汤治疗；便闭属火盛，用清燥汤治疗；脓溃为血热，用黄芪汤治疗。其临证处方，考虑周全，更能照顾兼症，对于患痔而兼疝，患疝而兼下疳的患者，认为皆属肝肾不足之变症，用六味地黄丸、补中益气汤，以滋养化源；若专服寒凉治火之药，则致病情加重而难愈。

另外，薛氏治疗痔疮还配合熏洗、外敷药等法。熏洗用葱汤、槐角、五倍子等药，外敷则以真蒲黄以猪脂调敷。

（4）医案特色　在《外科发挥·卷七·痔漏》《外科心法·卷五·痔》《外科枢要·卷三·论痔疮》《保婴撮要·卷十四·痔疮》篇中，薛氏共附医案30例。如表4所示，共选用包括秦艽苍术汤、四物汤、当归郁李仁汤、秦艽防风汤、补中益气汤、八珍汤、六味地黄丸等30余首方剂进行治疗。其中补中益气汤被选用的频次为10次，六味地黄丸为6次，四物汤为5次，八珍汤为4次，加味槐角丸为3次，黄连解毒汤为3次，秦艽苍术汤、秦艽防风汤、四味肥儿丸、清胃散均为2次。通过以上统计

---

❶ 《外科枢要·卷三·论痔疮》。

分析，结合具体医案，可以看出薛氏治疗痔疮的几个特色，如下所述。

表4　痔疮医案特色

医案总数	30例：其中《外科发挥》7例、《外科心法》8例、《外科枢要》7例、《保婴撮要》8例 死亡病例6个
选用方药	内服药：秦艽苍术汤、四物汤、当归郁李仁汤、秦艽防风汤、补中益气汤、八珍汤、黄连丸、荆防败毒散、黄连内疏汤、理中汤、二神丸、四君子汤、还少丹、"托里药"、十全大补汤、六味地黄丸、四神丸、黄连解毒汤、托里清肝散、加味槐角丸、保和丸、四味肥儿丸、龙胆泻肝汤、清胃散、加味小柴胡汤、加味逍遥散、异功散、泻黄散、枳壳散、金银花散等30余首方剂 外用药：五倍子（煎汤熏洗）、苦参散（水煎熏洗）等
方剂使用频次（统计≥2的方剂，同一例医案中使用多次的，按1次统计）	补中益气汤：10次。六味地黄丸：6次。四物汤：5次。八珍汤：4次。加味槐角丸：3次。黄连解毒汤：3次。秦艽苍术汤：2次。秦艽防风汤：2次。四味肥儿丸：2次。清胃散：2次
死亡原因	所附30例医案中，有6例为死亡病例，其致死的原因有因本属气血虚证，须大补气血，为求速效，却"用劫药蚀之"，痛甚绝食而殁；有因本为肾水不足，因怒加甚，致火来乘之，不治而殁；有因湿热下注，真气虚，欲速效，却"用砒霜等毒药饮之而殁"；有因本属阴虚火炽，应壮水之主，以镇阳光，不听薛氏之言，却服芩、连之剂而殁；还有本为肝肾阴精亏损，而虚火妄动，当滋化源，不信，终致吐痰声嘶，面赤体瘦而殁等

　　① 重脾肾滋化源：薛氏认为，本病脾胃气虚、肾精不足者多见，故而常常以补中益气汤生发脾胃之气培补后天，六味地黄丸滋补肾精以壮先天，化源充盛，自无邪气为患。由表4可知补中益气汤和六味地黄丸被选用的频次分列第一、第二，则是薛氏重视补益脾肾滋化源的具体体现。

例如：一儒者，脓血淋漓，口干作渴，晡热便血，自汗盗汗。余谓：此肾肝阴虚也。不信，仍服四物、柏、知、连之类，食少泻呕。余先用补中益气汤加茯苓、半夏、炮姜，脾胃渐醒。后用六味丸，朝夕服，两月余，诸症悉愈。(《外科枢要·卷三·论痔疮》)

此例痔疮脓血不止，又有口干，且于日晡潮热、便血，并有自汗盗汗等症状，属肝肾阴虚之证，却服寒凉苦降之药，大伤脾胃元气，而出现食少泻呕。薛氏治以补中益气汤加茯苓、半夏、炮姜，温补脾胃滋其化源；后用六味丸，朝夕服，补肝肾，滋化源，两月余而愈。

② 填补阴精以治本：因为痔属肝脾肾三经的病变，根据朱震亨之说，阴精易亏而难复，阴精亏损者难治，患者也因此易于发展成痔漏而更加难治，因此，填补阴精就成为重要的治疗思想，四物汤、六味地黄丸乃必备之方。

例如：一妇人患痔，肿㿗痛甚，以四物汤加黄芩、黄连、红花、桃仁、牡丹皮，数剂稍止，又数剂而愈。(《外科发挥·卷七·痔漏》)

此例肿㿗痛甚，热毒伤血，故以四物汤养血补阴，加黄芩、黄连清热解毒，桃仁、红花、牡丹皮则凉血活血，正对病机，药到病除。

又如：一男子患此，服寒凉之剂，侵晨去后不实，食少体倦，口干作渴，小腹重坠。余用补中益气汤，而下坠顿止，用四神丸而食进便实，用地黄丸而疮寻愈。(《外科枢要·卷三·论痔疮》)

此例为服寒凉药太过，伤及脾胃中气，脾气虚则食少体倦，脾不运化水液而口干渴，中气虚陷则小腹重坠。薛氏以补中益气汤恢复中焦元气，又以四神丸脾肾双补，振奋脾阳而恢复进食，大便亦复常；再以六味地黄丸滋补阴精，而获痊愈。

③ 肺与大肠经要清：薛氏认为本病常因肺与大肠二经风热、

湿热而发，早期采用恰当的方法，如清热、散风、祛湿，则疮自能消散，故常用升麻、黄芩、黄连、荆芥、防风之类治疗且获良效。

例如：一男子患痔成漏，每登厕则痛，以秦艽防风汤加条芩、枳壳四剂而愈，以四物汤加升麻、黄芩、黄连、荆芥、防风不复作。(《外科发挥·卷七·痔漏》)

此例患痔成漏，每次如厕则疼痛难忍，薛氏治以秦艽防风汤加条芩、枳壳，祛风散热，泻火通便治愈。后为防其复发，治以四物汤加升麻、黄芩、黄连、荆芥、防风等药，以补血养阴，升阳举陷，祛风清热，共成扶正祛邪之功。

临床医案中，间有因患痔漏而致便血、脱肛者，辨证属劳伤气血，火动而然，用八珍汤、地骨皮散治之；因虚而致者，则用补中益气汤治之而安。临床除了内服方药外，还外用汤药如五倍子煎汤、苦参散煎汤等进行熏洗，内外兼治，以收全功。对于患痔漏，脓出大便，诸药不应，其脉实者，薛氏治以"用猪腰子一个切开，入黑牵牛末五分，线扎，以荷叶包煨熟。空心细嚼，温盐酒送下，数服顿退。更以托里药而愈。"❶

在所附 30 例医案中，其中 6 例为死亡病例。其致死的原因如表 4 所述，可见，对于患者来说，听从并配合医者的治疗是非常重要的，因肝肾阴精亏损而虚火妄动，或气血虚损所致，当壮水之主，滋其化源，补益气血而缓治之，不可为求速效而服劫蚀之药，更不可服砒霜等毒药以促其殁。

(5) 常用方药

① 秦艽苍术汤：秦艽、苍术、皂角仁、桃仁、黄柏、泽泻、当归尾、防风、槟榔、大黄。治肠风痔漏，大小便秘涩。(《外科发挥·卷七·痔漏》)

② 秦艽防风汤：秦艽、防风、当归、白术、黄柏、陈皮、

---

❶《外科心法·卷五·痔》。

柴胡、大黄、泽泻、红花、桃仁、升麻、甘草。治痔漏结燥，每大便作痛。（《外科发挥·卷七·痔漏》）

③加味槐角丸：槐花、枳壳、当归、黄芩、皂角仁、猬皮、秦艽、白芷。治痔疮肿痛或下血。（《保婴撮要·卷十四·痔疮》）

4

后世影响

薛氏外科学术思想和诊治经验对后世医家产生了深远的影响，在发展中医外科学方面起到了承前启后的作用，为中医外科学的发展作出了重要贡献。

4.1 温补思想对后世的影响

薛氏在继承张元素、李杲、钱乙等前人的学术思想与经验基础上，注重脾肾而长于温补，为温补学派的先驱；后世赵献可、张景岳、李中梓继承并发挥了薛氏温补学说的理论和内容，为温补学派的形成和发展作出了重要贡献。

（1）对《景岳全书·外科钤》的影响

① 辑录薛氏著作内容较多：张景岳提倡"阳非有余，阴常不足"论，强调阴阳双补，被后世誉为温补学派的中心人物。《景岳全书·外科钤》（共两卷，为卷四十五、卷四十六）禀《黄帝内经》之旨，集诸家外科之说，并附按语和个人临床治验以阐述本人的见解和主张。卷四十五列医论 43 篇，总论外科经义、脉候、治法、调护等；卷四十六将疮疡诸证分为发背、脑疽、耳疮、鬓疽、瘰疬、疔疮、瘤赘、疣等 39 种，详述病因病机、辨证论治。观该部分内容，则辑录自薛氏外科著作者较多，书中或以"薛立斋曰""立斋曰"《发挥》曰"《心法》曰"薛氏《枢要》曰"等表述之，有选自薛氏治验者，则附以"薛按"字样。可见，张景岳受薛氏影响较深。

② 外科疾病重温补，顾元气：张景岳临证各科重视温补，于外科疾病中亦非常重视温补之法，如其在《外科钤·总论治法》中说："其有脉见微细，血气素弱，或肿而不溃，溃而不敛，或饮食不加，精神疲倦，或呕吐泄泻，手足常冷，脓水清稀，是皆大虚之候。此当全用温补，固无疑矣。"[46] 然张景岳认为，不仅此类虚损之证需要温补，其他"凡见脉无洪数，外无烦热，内无壅滞而毒有可虑者，此虽非大虚之证，然察其但无实邪，便当托里养营，预顾元气"[46]。此与薛氏外科重视温补、顾护元气的学术思想，可谓是一脉相承。

（2）对《医贯》的影响　薛氏外科重视补益脾肾滋其化源，常以六味丸、八味丸二方直补真阴真阳，调治肾命阴阳、水火，以补中益气汤补益脾胃而滋化源。赵献可十分推崇薛氏之说，在注重脾肾的同时，对薛氏的肾命水火说尤为重视，且进行了深入发挥。临床以命门真火、真水为主，以八味丸、六味丸二方通治各病，可谓是温补学派的巨匠。

赵献可著《医贯》，全书共六卷。纵观《医贯》，命火理论贯穿始终，其用意如《医贯·序》中所云"余所重先天之火者，非第火也，人之所以立命也。一以贯之也，故命其名曰医贯，其说具载于书"[47]。

赵献可在《医贯》中指出"命门君主之火，乃水中之火，相依而永不相离也。火之有余，缘真水之不足也，毫不敢去火，只补水以配火，壮水之主，以镇阳光。火之不足，因见水之有余也，亦不必泻水，就于水中补火，益火之原，以消阴翳"[48]。命门水火乃人身之真元，可补不可泻。"淫气凑疾，可以寒热药施之；真元致病，即以水火之真调之。然不求其属，投之不入。先天水火，原属同宫，火以水为主，水以火为原。故取之阴者，火中求水，其精不竭；取之阳者，水中寻火，其明不熄"[49]。可见，赵献可调整阴阳水火平衡的基本大法为"火中求水""水中寻火"，如此则阴阳平衡，水火互济，滋而不滞，温而不燥，阳生阴长，生机旺盛，精气充足，百病自消。

在临床具体运用方面，赵献可非常推崇六味丸、八味丸，以此二方通治各病。他认为六味丸是"壮水之主，以镇阳光"的主剂，凡肾水虚不足以制火者，非此方便无以济水；八味丸是"益火之原，以消阴翳"的主剂，凡命门火衰不足以化水者，非此方便无以济火，由于本方能于水中补火，使水火得其养，"则肾气复其天矣"。赵献可认为两方运用得宜，均能达到益脾胃而培万物之母的目的。

（3）对李中梓的影响

① 提出先后天根本论：薛氏外科临床重视脾肾互济，认为二者之间有着互为因果的密切关系，并且在临床上脾肾兼亏的病证更为多见，因此临证常脾胃、肾命并治，以收全效。

李中梓继承薛氏之说，从脾肾先后二天入手治疗疾病，并且提出了"肾为先天之本，脾为后天之本"的观点，如其在《医宗必读》中说"善为医者，必责根本。而本有先天后天之辨，先天之本在肾，肾应北方之水，水为天一之源。后天之本在脾，脾为中宫之土，土为万物之母"[50]。如此则从理论上高度概括了脾肾在人体生命活动中的重要作用，且为后世所宗。

② 宗薛氏滋化源之法：薛氏外科临床发挥《黄帝内经》"化源"之说，重视补益脾肾滋其化源，治病常以六味、八味二方直补真阴真阳，调治肾命阴阳、水火，而滋化源；补中益气汤是李杲补脾胃之神剂，薛氏宗东垣之说，故此方也是薛氏所善用者，主要用于补脾胃滋化源。李中梓对此十分赞赏，如其在《医宗必读》中所说"治先天根本，则有水火之分。水不足者，用六味丸壮水之主，以制阳光；火不足者，用八味丸益火之主，以消阴翳。治后天根本，则有饮食劳倦之分。饮食伤者，枳术丸主之；劳倦伤者，补中益气主之。每见立斋治症，多用前方，不知者妄议其偏，惟明于求本之说，而后可以窥立斋之微耳"[51]。因此，其治病宗薛氏之法，取方于六味、八味、补中益气等诸方之间，效果显著。

并且，李中梓在其所著《颐生微论》中专列"化源论"，进一步阐发了"不取化源而逐病求疗,譬犹草木将萎,枝叶蜷挛,不知固其根蒂,灌其本源,而仅仅润其枝叶。虽欲不槁,焉可得也……苟舍本从标,不惟不胜治,终亦不可治"[52]。可见李中梓对于滋化源的重视,这同时也体现了其重视治病求本的思想。

由以上可以看出,李中梓关于肾脾为先后二天根本论的提出和滋化源的思想,在很大程度上是受了薛氏的影响。其"肾为先天之本,脾为后天之本"的论断,又为温补学派开拓了理论领域,为温补学说的完善增添了新的内容。

4.2 对后世外科学的影响

中医外科发展到明清时已较为成熟,出现了不同的学术流派,有以陈实功为代表的"正宗学派"、以王维德为代表的"全生学派"、以高秉钧为代表的"心得学派"三大派别,其中受薛氏外科学术思想影响较深的是"正宗学派"和"心得学派"。

(1) 对《外科正宗》的影响 明代从事外科成就最高、影响最大的,要数陈实功。陈实功从事外科四十余年,积累了丰富的治病经验,著《外科正宗》一书闻名于世,陈实功本人也成为中医外科史第一大学派——正宗学派的代表人物。《外科正宗》首刊于明万历四十五年(公元 1617 年),该书详载病名,条理清晰,各附治法,自唐到明的外科治法,大多收录,被誉为"列证最详,论治最精"的外科专著,对后世影响较大。

① 承袭薛氏对瘿瘤的认识:《外科正宗·卷六·瘿瘤论》在对肿瘤的论述上,除了粉瘤、发瘤、黑砂瘤外,其他如筋瘤、血瘤、气瘤、骨瘤等基本上是承袭了薛氏《外科枢要·卷三·论瘤赘》中的相关内容,如陈实功所言:"夫人生瘿瘤之症,非阴阳正气结肿,乃五脏瘀血、浊气、痰滞而成。瘿者阳也,色红而高突,或蒂小而下垂;瘤者阴也,色白而漫肿,亦无痒痛,人所不觉。薛立斋分别甚详。肝统筋,怒动肝火,血燥筋挛曰筋瘤。心主血,暴急太甚,火旺逼血沸腾,复被外邪所搏而肿,曰血瘤。

脾主肌肉，郁结伤脾，肌肉消薄，土气不行，逆于肉里而为肿曰肉瘤。肺主气，劳伤元气，腠理不密，外寒搏而为肿，曰气瘤。肾主骨，恣欲伤骨，肾火郁遏，骨无荣养而为肿曰骨瘤……"[53] 由此可见薛氏对陈实功的影响。

②外科疾病重视脾胃：从学术思想来看，薛氏重视顾护胃气，主张"先助胃壮气，使根本坚固"，而陈实功则在《外科正宗》中提出"盖疮全赖脾土，调理必要端详""脾胃盛者，则多食而易饥，其人多肥，气血亦壮；脾胃弱者，则少食而难化，其人多瘦，气血亦衰。所以命赖以活，病赖以安，况外科尤关紧要……所谓调理一失，百病生焉。故知脾胃不可不端详矣"[54]。可见，陈实功认为疮疡全赖脾土，外科疾病尤以调理脾胃为要，这与薛氏的观点可谓是一脉相承。

③疮疡贵在早灸：薛氏在外科疾病治疗中提倡用灸法，陈实功也非常推崇灸法，且提出疮疡"贵在乎早灸为佳"[55]。陈实功认为痈疽初起时，无论阴证还是阳证，均应先使用灸法，如其所言"凡疮七日以前，形势未成，元气未弱，不论阴阳、表里、寒热、虚实，俱当先灸，轻者使毒气随火而散，重者拔引郁毒，通彻内外。所得火引毒气混合为阳，方能发肿作痛，然后可汗可攻，或消或托，兼求标本参治，必以脉合药，如此治之，自然无错矣"[56]。然后，再根据不同症状使用不同的内治法，就可达到治愈之目的。陈实功评价灸法"拔引郁毒，透通疮窍，使内毒有路而外发，诚为疡科首节第一法也"[55]。这也体现了陈实功外科疾病主张"使毒外出为第一"的学术观点。

二者不同之处在于薛氏认为疮疡未溃、已溃均可灸之，疮疡未溃则拔引郁毒，已溃则补接阳气，祛散寒邪，疮口自合；陈实功所用灸法多在疮疡病初起之时，在疮七日之前使用，认为疮疡贵在早灸为佳。并且陈实功提出了禁灸数症，如其所言"有肾俞一穴，在于两腰脊旁，系内肾命根所系之处，此处发疮，多因房劳素亏，肾水枯竭而成。若再加艾灸，火烁其源，必致内外干涸，多成黑陷，昏闷而死。又有患者元气素虚，发疮多不高肿，其人体必倦怠，精神必短而昏，脉必浮散空虚而不鼓，此内无真气抵挡火气，如灸之，其人必致昏愦而死。常谓艾火不亏人，此言误之多矣，医者亦宜详察之"[57]。由此可见陈实功对于灸法运用之丰富经验和深刻体会。

④ 内外兼顾，重视外治：薛氏临证内外兼治，重视内治。在内治的基础上常配合灸、砭、针刺之法，临证或针药并用，或灸药并用，外科急症还施以缝合之术，这些治疗方法对陈实功不无影响和启发。

陈实功治病兼顾内外，较重外治，强调"开户逐贼，使毒外出为第一"。常用腐蚀药和刀针之法，清除坏死组织，切开引流，以达开户逐贼之效。这在当时外科普遍重视内治的氛围中，他的这些主张具有创新性。

陈实功常用的外治法有灸法、针刺法、外洗法、外用药膏贴敷法、外科手术法等。各种方法中尤精于手术疗法，正如他在《外科正宗·自序》中所说："余少日即研精此业，内主以活人心，而外悉诸刀圭之法。"[58] 其在外科手术方面，有很多创新，创造和记述了当时多种外科先进技术，如截肢术、鼻息肉摘除术、气管缝合术、咽喉部异物剔除术、下颌骨脱臼整复术，以及用枯痔散、挂线法治疗痔疮等方法，且被后世所推崇。

（2）对《疡科心得集》的影响　清代高秉钧为"心得学派"的代表人物，著《疡科心得集》一书。该书初刊于清嘉庆十一年（公元1806年），分上、中、下三卷，方汇一卷，全书共列医论101论，介绍了210余种外科病证，集方260余首，其中包括高氏家传秘方58首，是高氏30余年外科临证经验的总结，具有重要的临床实用价值。

① 治病求本，重视内治：高秉钧继承了薛氏内外合一的观点，主张治外必本于内，辨证审因，治病求本，内外兼治，尤重内治，多采用内治法治疗各种外科病症。

高秉钧在《疡科心得集·例言》中说："是书悉究病因，用药不执板法，虽曰外科，实从内治。"[59] 孙尔准在该书序言中也说:"高子是书出,使人知必深明内科,始可言外科,不得仅执成方,率尔从事,其有功于世,岂浅鲜哉。"[60] 高氏在《疡科心得集》一书中设以专论,申明"外疡实从内出",列举内外之病,相互勘引证,说明"夫外疡之发也,不外乎阴阳、寒热、表里、虚实、气血、标本,与内证异流而同源者也"[61]。

高秉钧反对当时拘执于以外治外、不辨阴阳虚实之倾向,详论了外疡内治之理,列举了诸种内治原则及方法,论说精微,对后世外科学发展具有较深的影响。如其所说:"脏腑受病之根源,皮肉结疡之枝叶也。向使内无郁热蕴蓄于中,外无湿热侵袭于内,则肌肉流畅,气血和平,痈何从生,疽何从作乎?"[62] 故其"凡治痈肿,先辨虚实阴阳……又当辨其是疖、是痈、是疽、是发、是疔等证,然后施治,庶不致于差谬"[62]。体现了高氏重视内治和辨证论治的特点,这与薛氏外科重视辨证施治的学术观点一致。

高秉钧虽强调内治,但并不反对用外治诸法进行治疗。例如,其对于痰核、瘿瘤、瘰疬、马刀之疾的治疗"宜清痰降火之剂,宣热败毒之药,既盛必用外消,始觉行以艾灸"[63]。又如,对于疮疡脓成,则主张切开排脓,且对于用刀之法深有体会,如其所说"至于用刀手法,刀口勿嫌阔大,取脓易尽而已。凡用刀之时,深则深开,浅则浅开,慎勿忽略。如开鱼口、便毒、背疽、脐痈、腹痈、瘰疬,宜浅开之;若臂痈、胯疽、肉厚等处,宜深开之,使流出脓,以泄内毒,不可不知也"[64]。如此则内外兼治,以收全效。

② 重视胃气:高秉钧继承了薛氏外科疾病治疗重视胃气的思想,其论治疮疡,时时顾护胃气。《疡科心得集》一书多处提到"勿伤脾胃"。提出在疮疡初期、中期、后期的治疗中均应保护胃气,早期克伐太过伤及脾胃,疮疡则难溃难腐;因气血乃疮疡之本,溃疡期更应补脾胃、益气血,脾胃强健,气血生化有源,疮疡则易溃易腐易敛,方药则多选用十全大补汤、八珍汤、人参养营汤等。例如其在该书辨腹痈脐痈脐漏论中所言:"不可

过服克伐之药，若希图消散，过伤胃气，则肿不能溃，溃不能敛，难致收功矣。"[65] 又如，在辨流注腿痈阴阳虚实异证同治论中说："此必培其脾胃，祛其寒湿，调其营血，脾胃健则血自生，而气自运行，岂可不固其本根，妄用寒凉克伐之剂，而蹈虚虚之戒哉……苟非大补气血，温经通络，何以能使之消散？更何以使之速起速溃，易敛易愈也？"[66] 均体现了高氏治疗疮疡对于胃气的重视。由以上可知，高氏顾护胃气，一是反对妄用寒凉克伐之剂，保护脾胃不因医之误治而损伤；二是注意培补脾胃，以滋气血生化之源，此还体现了高氏滋化源的思想。这与薛氏重视胃气和补脾胃滋化源的思想可谓是一脉相承。

③ 继承五善七恶说：高秉钧认为痈疽发背之证，有五善七恶，不可不辨。"动息自宁，饮食知味，一善也；大小便自调，面色光亮，二善也；神气精明，语言清朗，三善也；脓溃肿消，色鲜不臭，四善也；身体和平，起居如常，五善也。五善俱见，善可知矣。若夫七恶，二目紧小，唇青疮黑，一恶也；膊项难转，四肢沉重，目闭耳聋，二恶也；声嘶色脱，面青气喘弗宁，三恶也；不能饮食，纳药呕吐，口不知味，痛极渴甚，四恶也；冷汗虚汗时出，恍惚嗜卧，语言颠倒，五恶也；烦躁咳嗽，腹痛泄泻，小便混浊，六恶也；脓血既泄，肿起犹甚，脓水臭秽，七恶也。七恶俱见，则恶不可言矣。"[67] 这与薛氏在《外科枢要》中对疮疡五善七恶的描述虽然在语言文字上稍有差异，但其表达的主要内涵是一致的，因此说高氏《疡科心得集》继承了薛氏的五善七恶之说。

此外，该书其他各论也有不少内容是辑录自薛氏外科著作，书中或以"薛立斋曰"或以"立斋曰"等表述之；有的医论则不注出处，直接辑录并发明之。正如高秉钧在该书例言中所说："是集采摭古人处，俱系集腋成裘。间有一二录其原论者，则标其姓氏于首，余俱不及著名，以难于备载也。并非掠美，识者谅诸。"[68] 观高氏该书，在卷上"疡科调治心法略义""辨脑疽对口论""辨瘰疬瘿瘤论""辨骨蝼疽垂臂发论""辨石榴疽鹅掌论"，卷中"辨发背搭手阴阳虚实异证同治论""辨乳癖乳痰乳岩论""辨大肠痈小肠痈论""辨脱肛痔漏论""辨脚发背脱疽论"等论，以及方汇中均辑录有薛氏外科著作的相关内容，由此可见高秉钧受薛氏影响颇深。

由以上可知，薛氏的外科学术思想及诊治经验，对后世医家产生了深远的影响；薛氏改变了过去外科学领域重技巧而不深研医理的状况，为中医外科学的发展做出了重要贡献。

结　语

本研究运用传统文献学方法，在详细研读薛己的《外科发挥》《外科枢要》《外科心法》《外科经验方》《疠疡机要》《校注外科精要》《痈疽神秘验方》《保婴撮要》（卷十一至卷十五）《校注妇人良方》（卷二十四）《女科撮要》（外科疾病部分）等著作的基础上，全面系统地梳理、归纳和提炼了薛氏的外科学术思想、临证诊治经验与特色，展现了薛氏对中医外科学的不朽贡献，期冀薛氏的外科学术思想和临床经验得以发扬光大，为当前中医外科临床实践提供指导和借鉴。

1. 本研究的创新点

第一，全面系统地梳理、研究了薛氏的外科学术思想和诊疗经验，并形成了基本体系。

第二，凝炼了薛氏外科虚损病症多责于足三阴虚的论治思想与用药特色。

2. 本研究的结果与结论

通过本研究发现，薛氏善于总结经验，精研医理，升华自己的观点，改变了医界因循守旧、忽视医理的习俗；其外科学术造诣精深，具有独到的学术思想和诊疗经验，常发前人所未发，引领了学术新风气。

薛氏重视治病求本，强调运用五脏相关理论进行辨证分析的方法，以求疾病之根本。治病本于胃气：认为胃为五脏之本源，人身之根蒂；认为疮疡的发生、溃、敛，皆取决于胃气；疮疡的善恶与胃气密切相关；提出"治疮疡，当先助胃壮气，使根本坚固"，反映了治未病的思想。在薛氏撰写的各种外科著作中，收载了许多医案，其善用四君子汤、六君子汤、补中益气汤、十全大补汤等加减化裁以温补脾胃，均体现了"以胃气为本"的学术思想及其独到的学术观点。

薛氏在脾胃为人身之根蒂的认识基础上，又结合其临床所见疾病以虚损为多的实际情况，发挥《内经》"化源"之论，总结了补益脾肾、滋其化源的治疗原则和经验，丰富和发展了"扶正达邪"的治疗体系，为后世治疗虚损病症开辟了蹊径。

薛氏精于医理，重视辨证，将辨证论治成功落实到外科每一个病症上，甚至疾病的每一个症状也讲究辨证，发展了外科危证的治疗思路，提高了疗效；各种辨证方法应用娴熟，外科临床应用最多的是脏腑辨证、经络辨证、八纲辨证、气血辨证等，善于综合运用以诊断外科疾病。在外科疾病诊断中四诊合参，尤重脉诊，在脉诊方面积累了丰富的经验，将脉诊用于判断病邪深浅、病性虚实，推断疾病部位、成脓与否，推断疾病预后，鉴别诊断疾病等；在望诊方面，既注意望局部表现，也注意全身状态，局部望诊积累有丰富经验；强调疾病的鉴别诊断和对疾病预后的判断。

薛氏治疗外科疾病，重视脾肾阳气，突出了药尚甘温的特点，形成了温补的特色；将温补之法广泛用于外科诸病，主要有三类方法：朝夕分补、急症骤补和偏虚纯补；善用温补，慎于寒凉而不废。薛氏论治外科虚损之证，多求责于足三阴虚，调补足三阴虚以脾为关键；认为虚损之病统之以足三阴虚，其中又有分辨，分气血、阴阳、虚损而施治。

薛氏在外科疾病治疗中重视内治，善用托法，其托法有托散、托脓、去腐、敛疮之用，且自创托里方剂；倡用灸法，认为灸法不仅可以扶阳促脓、去腐生肌，还能起到温散瘀结、通行气血、宣泻邪气、拔引郁毒等作用，临证虚实分灸，或隔物灸，或直接灸，极具特色；认为疮疡脓成，应及时针刺排脓；在把握用针时机、针刺深浅方面经验丰富；结合内外治多种方法治疗外科疾病，以收全功。

薛氏提出疮疡治疗当随证用药，临机应变；在滋化源用药方面经验丰富，常用补中益气汤以补脾胃滋其化源，用六味丸、八味丸，补真阴真阳滋化源；治疗一切痈疽疔肿，不问肿溃，常先用仙方活命饮去其大势，然后随余证调治，其功甚捷。

薛氏在继承张元素、李杲、钱乙等前人的学术思想与经验基础上，注重脾肾而长于温补，为温补学派的先驱，温补思想对后世张景岳、赵献可、李中梓等影响较深，为温补学派的形成和发展作出了重要贡献。

中医外科发展到明清时已较为成熟，出现了不同的学术流派，如以陈实功为代表的"正宗学派"、以王维德为代表的"全生学派"、以高秉钧为代表的"心得学派"三大派别，其中受薛氏外科学术思想影响较深的是"正宗学派"和"心得学派"。

综上所述，薛氏发挥了《黄帝内经》"化源"之说，总结了补益脾肾、滋其化源的治疗原则和经验；论治外科病症，重视求本，治病本于胃气，体现了治未病思想；形成了精确的辨证思路和方法；论治外科虚损病症多求责于足三阴虚；重视温补，建立了以温养补虚为特色的系列方法，开创了明清温补学派之先河；在重视内治的基础上，善于综合运用多种外治法，使各种传统外治法得到进一步发展，而且上升到了理论层面，大大提高了临床疗效。薛氏丰富、独到的外科学术思想和临证诊治经验对后世医家产生了深远影响，为中医外科学的发展作出了重要贡献。

3. 本研究的不足及展望

薛氏重视临床实践，善于总结治验，以上所述 10 部著作中外科临床医案共 2000 余例，这是薛氏为后世留下的非常宝贵的财富，对于后世人们从事外科临床医疗活动提供了很好的借鉴和指导，本研究通过对其医案及著作进行深入研究，分析、归纳、凝炼了薛氏的外科学术思想和临证特色，由于作者能力有限，用药方面，对薛氏所用高频方剂进行了统计、分析，对其所用高频药物未进行全面地统计、挖掘，对薛氏的外科学术思想把握的深度，及外科诊治经验和特色归纳、提炼得还不尽完善，有待今后进一步研究。

参考文献

[1] 刘祖贻，孙光荣．中国历代名医名术［M］．北京：中医古籍出版社，2002：614．

[2] 徐荣庆，卞德，周珩．历代名医医术荟萃［M］．南京：东南大学出版社，2005：410．

[3] 金国梁．中医临床概论［M］．北京：中国中医药出版社，2006：89．

[4] 李林，李玉玲．首创温补的薛己［M］．北京：中国科学技术出版社，1990：19．

[5] 刘青林，吴积华，刘天骥．浅析《外科精要》的学术贡献［J］．中医文献杂志，2001（4）：19-20．

[6] 王新智．薛己妇科学术特点探析［J］．中国中医基础医学杂志，2005，11（2）：156-157，160．

[7] 王纶．明医杂著［M］．薛己，注．北京：人民卫生出版社，2007：2．

[8] 山东中医学院，河北医学院．黄帝内经素问校释：上册［M］．北京：人民卫生出版社，1998：25．

[9] 山东中医学院，河北医学院．黄帝内经素问校释：上册［M］．北京：人民卫生出版社，1998：346．

[10] 山东中医学院，河北医学院．黄帝内经素问校释：上册［M］．北京：人民卫生出版社，1998：348．

[11] 王纶．明医杂著［M］．薛己，注．北京：人民卫生出版社，2007：82．

[12] 王纶．明医杂著［M］．薛己，注．北京：人民卫生出版社，2007：2．

[13] 王纶．明医杂著［M］．薛己，注．北京：人民卫生出版社，2007：170．

[14] 山东中医学院，河北医学院．黄帝内经素问校释：上册［M］．北

京：人民卫生出版社，1998：280.

[15] 山东中医学院，河北医学院．黄帝内经素问校释：上册［M］．北京：人民卫生出版社，1998：243.

[16] 王纶．明医杂著［M］．薛己，注．北京：人民卫生出版社，2007：138.

[17] 王纶．明医杂著［M］．薛己，注．北京：人民卫生出版社，2007：6.

[18] 王纶．明医杂著［M］．薛己，注．北京：人民卫生出版社，2007：170.

[19] 李时珍．李时珍医学全书［M］．夏魁周，校注．北京：中国中医药出版社，1996：339.

[20] 薛己．内科摘要［M］．陈松育，点校．南京：江苏科学技术出版社，1985：59.

[21] 王纶．明医杂著［M］．薛己，注．北京：人民卫生出版社，2007：93.

[22] 李经纬，孙学威．四库全书总目提要：医家类及续编［M］．上海：上海科学技术出版社，1992：106.

[23] 山东中医学院，河北医学院．黄帝内经素问校释：上册［M］．北京：人民卫生出版社，1998：150.

[24] 山东中医学院，河北医学院．黄帝内经素问校释：上册［M］．北京：人民卫生出版社，1998：8.

[25] 陆德铭．中医外科学［M］．上海：上海科学技术出版社，1999：2.

[26] 盛维忠．陈自明医学全书［M］．北京：中国中医药出版社，2005：262.

[27] 盛维忠．陈自明医学全书［M］．北京：中国中医药出版社，2005：249.

[28] 陈家旭．中医诊断学［M］．北京：中国中医药出版社，2008：129.

[29] 山东中医学院，河北医学院．黄帝内经素问校释：上册［M］．北京：人民卫生出版社，1998：54-55.

[30] 山东中医学院，河北医学院．黄帝内经素问校释：上册［M］．北

京：人民卫生出版社，1998：41.

[31]　张年顺，吴少祯，张海凌．李东垣医学全书［M］．北京：中国中医药出版社，2006：190.

[32]　薛己．内科摘要［M］．陈松育，点校．南京：江苏科学技术出版社，1985：8.

[33]　薛己．内科摘要［M］．陈松育，点校．南京：江苏科学技术出版社，1985：8-9.

[34]　山东中医学院，河北医学院．黄帝内经素问校释：上册［M］．北京：人民卫生出版社，1998：224.

[35]　张景岳．景岳全书［M］．李玉清，校注．北京：中国医药科技出版社，2011：52.

[36]　谭国俊．薛氏对外科发展之贡献［J］．浙江中医学院学报，1988，(01)：34-36.

[37]　龚庆宣．刘涓子鬼遗方［M］．于文忠，点校．北京：人民卫生出版社，1986：125.

[38]　齐德之．外科精义［M］．北京：人民卫生出版社，2006：28.

[39]　山东中医学院，河北医学院．黄帝内经素问校释：上册［M］．北京：人民卫生出版社，1998：171.

[40]　李梴．医学入门［M］．金嫣莉，校注．北京：中国中医药出版社，1995：119.

[41]　盛维忠．陈自明医学全书［M］．北京：中国中医药出版社，2005：252.

[42]　李时珍．李时珍医学全书［M］．夏魁周，校注．北京：中国中医药出版社，1996：202.

[43]　罗天益．卫生宝鉴［M］．武文玉，孙洪生，校注．北京：中国医药科技出版社，2011：136.

[44]　盛维忠．陈自明医学全书［M］．北京：中国中医药出版社，2005：254.

[45]　山东中医学院，河北医学院．黄帝内经素问校释：上册［M］．北京：人民卫生出版社，1998：43.

[46]　张景岳．景岳全书［M］．李玉清，校注．北京：中国医药科技出版社，2011：554.

［47］ 赵献可.医贯［M］.晏婷婷，校注.北京：中国医药科技出版社，2009：序2.

［48］ 赵献可.医贯［M］.晏婷婷，校注.北京：中国医药科技出版社，2009：7.

［49］ 赵献可.医贯［M］.晏婷婷，校注.北京：中国医药科技出版社，2009：18.

［50］ 包来发.李中梓医学全书［M］.北京：中国中医药出版社，1999：81.

［51］ 包来发.李中梓医学全书［M］.北京：中国中医药出版社，1999：82.

［52］ 包来发.李中梓医学全书［M］.北京：中国中医药出版社，1999：691-692.

［53］ 陈实功.外科正宗［M］.刘忠恕，张若兰，点校.天津：天津科学技术出版社，2011：135-136.

［54］ 陈实功.外科正宗［M］.刘忠恕，张若兰，点校.天津：天津科学技术出版社，2011：11.

［55］ 陈实功.外科正宗［M］.刘忠恕，张若兰，点校.天津：天津科学技术出版社，2011：20.

［56］ 陈实功.外科正宗［M］.刘忠恕，张若兰，点校.天津：天津科学技术出版社，2011：6-7.

［57］ 陈实功.外科正宗［M］.刘忠恕，张若兰，点校.天津：天津科学技术出版社，2011：20-21.

［58］ 陈实功.外科正宗［M］.刘忠恕，张若兰，点校.天津：天津科学技术出版社，2011：序1.

［59］ 高秉钧.疡科心得集［M］.北京：人民卫生出版社，2006：例言14.

［60］ 高秉钧.疡科心得集［M］.北京：人民卫生出版社，2006：孙序11.

［61］ 高秉钧.疡科心得集［M］.北京：人民卫生出版社，2006：5.

［62］ 高秉钧.疡科心得集［M］.北京：人民卫生出版社，2006：3.

［63］ 高秉钧.疡科心得集［M］.北京：人民卫生出版社，2006：4.

［64］ 高秉钧.疡科心得集［M］.北京：人民卫生出版社，2006：5.

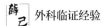

［65］ 高秉钧．疡科心得集［M］．北京：人民卫生出版社，2006：60.

［66］ 高秉钧．疡科心得集［M］．北京：人民卫生出版社，2006：74-75.

［67］ 高秉钧．疡科心得集［M］．北京：人民卫生出版社，2006：3-4.

［68］ 高秉钧．疡科心得集［M］．北京：人民卫生出版社，2006：例言13-14.